Fidèle à sa volonté de maintenir vivant l'ensemble du catalogue et de continuer à rendre accessible à tous la richesse de son contenu, Les marques du groupe L'Harmattan proposent les ouvrages, même s'ils sont épuisés dans leur premier tirage, et les impriment à la demande.
Au vu de l'ancienneté de ce titre, un exemplaire original a été numérisé pour être réimprimé, ce qui pourrait altérer légèrement la qualité de certains passages.

L'économique
et
la santé
dans une perspective managériale

Mes remerciements aux éditions Hermès Science, Publi Union et Economica pour m'avoir autorisé d'utiliser à titre gracieux les schémas et grilles compris dans cet ouvrage.

ISBN: 2-8374-8671-1

Seydou BEYE

L'économique et la santé dans une perspective managériale

Éditions L'Harmattan
5-7, rue de l'École-Polytechnique
75005 Paris

L'Harmattan Inc.
55, rue Saint-Jacques
Montréal (Qc) – CANADA H2Y 1K9

Du même auteur

Cantique pour femme. Poésie.
Éditions Nouvelles du Sud, 1997.

Les brisures de soleil. Poésie.
Éditions L'Harmattan, 1998.

Le réverbère de l'amour. Poésie.
Éditions L'Harmattan, 1999.

Les décisions sous contraintes. (collectif)
Actes de colloque. (à paraître)
Éditions Presses Universitaires de Caen, 1999.

Ecostratégie - Jeu d'entreprise.
I.M.P. ACT Conseil, 1996.

À mon aîné et cher ami Maurice Beye

AVANT- PROPOS

Cet ouvrage est destiné à un public appelé après une formation initiale ou complémentaire, à prendre part de façon directe ou indirecte, au jeu des acteurs opérationnels et/ou décisionnels dans le champ de la protection sociale de la santé. Au moment où le contexte économico-social en France et au-delà est en mutation du fait du retournement de la conjoncture économique mondiale, les organisations sanitaires et sociales, et d'autre part les structures de recouvrements et de prestations correspondantes sont en proie à des difficultés d'ordres structurels à fortes incidences financières. Ainsi, l'intérêt d'étudier le secteur sanitaire dans ses différents aspects est de situer les causes de dysfonctionnement du mécanisme qui le sous-tend afin de voir dans quelles mesures des solutions pouraient être proposées au travers des moyens de réajustements structurels, et au mieux par anticipation.

La santé comme pilier essentiel dans le développement humain d'un pays ne peut faire l'objet d'improvisation quant à sa production, lors de la définition des objectifs globaux des plans nationaux. Dans le cas français, il est un fait que la puissance publique, à l'origine des textes fondateurs de la Sécurité Sociale (les ordonnances du 4 octobre 1945) expression du préambule de la constitution française (1946), a arrêté comme priorité le principe de la solidarité nationale : « *La Nation [...] garantit à tous, [...] la protection de la santé, la sécurité matérielle, le repos et les loisirs* ». Ainsi, la Sécurité Sociale posée comme un enjeu de taille dans les stratégies nationales, l'on ne peut continuer à l'occulter dans ses dimensions économiques et managériales si on veut la rendre pérenne. Dès lors sa gestion au quotidien tant en amont qu'en aval du processus de production, commande un professionnalisme à tous les stades.

Ceci étant chacun des acteurs du système sanitaire du point de vue de sa place et de son rôle face à la nécessité d'être outillé en conséquence des mutations en cours et à venir, se doit d'appréhender la dimension économique des diverses et multiples situations qui traversent le secteur de la santé *largo sensu*. Et ce, d'autant que dans un contexte de crise économique, voilà que le système de santé et de protection sociale n'est plus adapté. Pendant longtemps, les dépenses n'ont cessé d'augmenter dans des proportions inquiétantes alors que dans le même temps les recettes elles évoluaient inversement. Au cours des décennies écoulées, la situation financière du système a été telle que sa sauvegarde passait nécessairement par une réforme. Cependant la question est de savoir quelle réforme entreprendre au vu des intérêts divergents. La réponse en partie pour notre part est par le biais de la pédagogie, de situer les enjeux de la santé, de fournir un éclairage sur le débat théorique et contradictoire suscité par la question, puis d'expliquer quelques outils comme moyens en rapport avec le mode adéquat d'organisation et de gestion de la production de soins. A travers cela, notre objectif tout au long des pages qui suivent, est d'aider étudiants, enseignants et notamment professionnels de la santé pour une meilleure information pédagogique. C'est-à-dire, à une formation adéquate sur les questions à la fois économiques et managériales relatives à la production et la distribution des soins.

Ainsi ce manuel développé par l'approche transdiciplinaire et le plus simplement possible tout en s'inscrivant dans le cadre de la formation supérieure économique et de gestion, s'attache à familiariser le public cible avec la culture sinon la philosophie sous-ajacentes à la question de la production et de la distribution inhérente à la résolution des besoins sociaux, et d'autre part avec les outils d'aide à la décision indispensables dans un contexte critique de régénération des ressources financières dans le secteur sanitaire.

Première Partie

1. L'économique, une forme de science

« Tant qu'une science n'est pas constituée par l'observation ou par l'expérimentation, les opinions ne peuvent être fixées et des vues personnelles diverses, systématiques ou doctrinales, sont en présence et apparaissent et luttent pour se disputer l'autorité »..

Claude Bernard

L'économique, une discipline à part entière des sciences sociales est aussi appelée l'économie politique, la science économique, les sciences économiques, l'économie ou l'analyse économique. [R-L. Heilbronner *Les grands économistes*. Le Seuil, (1977)]. Comme science d'observation et de modélisation, la science économique quant à sa formation s'est faite sur la confrontation de thèses, de concepts, d'hypothèses et de théories - la controverse entre Keynes et Hayek au début de la décennie 30 ou celle opposant Keynes à Pigou en sont des exemples - seule garante du progrès dans les sciences. A ce propos Egard Morin écrit :

« La science n'est pas le monopole d'une théorie mais est le produit de l'antagonisme entre les théories dans des conditions de vérification qui s'imposent à une communauté scientifique » [cit. par M. Baslé et A. Gélédan, (1988)].

L'économie une science relativement jeune par son enseignement connaît sa consécration en 1795 avec la première chaire d'économie politique mise en place par la Convention à l'École Normale. C'est quatre-vingt deux ans plus tard, en 1877, que la généralisation des chaires d'économie se fera en France dans les facultés de droit.

Cependant, elle a toujours existé dans la pratique aussi longtemps qu'on puisse remonter dans le temps. C'est bien après que des penseurs s'y intéressent comme champ d'investigation et de réflexion des phénomènes y afférents, pour ensuite procéder à sa formulation théorique tout en centrant l'analyse sur l'homme - quelles que soient les thèses - mais avec des variantes de position de celui-ci à travers ses préoccupations quotidiennes dominantes c'est-à-dire, sa fonction principale du moment.

A l'époque des sociétés traditionnelles de par le monde, la chasse, la cueillette et la pêche constituaient les trois domaines de l'activité économique de l'homme. L'on pourrait dire que l'économique, c'est « *l'homme dans ses rapports dialectiques avec la nature* ».
Au départ de l'humanité jusqu'à une époque pas très lointaine, la répartition méthodique des prestations utilitaires disponibles dans le temps ou/puis entre plusieurs types d'utilisations possibles, après la recherche (ou la production) de moyens de survie, suivait immédiatement leur *utilisation finale* pour les besoins ressentis. C'est là, la caractéristique de ce que l'on appelle *économie de subsistance* ou *économie naturelle* dans laquelle l'échange est au plus, occasionnel et sans monnaie.

La réalisation de la satisfaction des besoins de l'homme a toujours été le but ultime recherché. Ce réflexe économique correspond à une forme de lutte contre la *rareté*. Basée sur l'organisation sociale du travail, la pratique économique permet de s'assurer au moins la survie selon les opportunités qu'offre le milieu naturel. En réalité « *l'économique, partout, est condition de la vie et matrice du social* » [Serge-Christophe Kolm, (1986)].

Au fil des siècles, le comportement de l'homme par rapport à la nécessité de couverture de ses besoins [Max Weber, (1981)] a évolué en donnant lieu à un mode de production de plus en plus élaboré en rapport surtout avec les caractéristiques du milieu. Ainsi tout au long de l'histoire, les Tribus primitives, villages, nations dans l'objectif d'améliorer leur niveau de vie voire d'étendre leur influence politique et donc de prospérer, ont adopté une démarche digne d'une stratégie. L'exemple patent est celui de Joseph dans l'histoire de la religion. En prévision de sept années de famine, il promeut un système de stockage de grain, qui est à la base de la considérable prospérité de l'Egypte d'alors [Craig R. Hickman et Michael A. Silva, (1986)].

Au problème de production des moyens de survie, deux exemples marquants en termes de solutions ont fait leur preuve. Dans l'Egypte antique c'est par tradition que la production était assurée, « *chaque homme devait, de par un commandement religieux, suivre le métier de son père et c'était un sacrilège des plus horribles que d'en changer* » écrit A. Smith. En Inde aussi jusqu'à une époque récente, par tradition la pratique de certains métiers était réservée à certaines castes. Par ailleurs l'autorité - comme centre unique de décision dont les ordres sont sans appel - s'est imposée à l'Egypte, à l'ex-URSS et à la Chine pour la résolution programmatique de leurs problèmes de production à grande échelle. A preuve la réalisation des pyramides de l'Egypte antique et celle des grands travaux des plans quinquennaux de l'ex-URSS - aujourd'hui appelé pays en transition - ou la muraille de Chine ne procèdent de l'improvisation d'une société caractérisée par une absence d'ordre c'est-à-dire dans l'incapacité de décider avec fermeté. [R.-L. Heilbronner, op. cit.]. Cela des siècles plus tard se vérifiera en Occident dans le domaine entre autres des soins à apporter aux indigents et malades. C'est par la solution de la Tradition avec l'ordre religieux d'abord, puis l'intervention autoritaire de la puissance publique que la production de soins de grande envergure dans des hospices voire hospices-prisons, se fera au plan national.

La préoccupation centrale de tout cela est la spontanéité première à aspirer au bien-être. Cela par la transcendance par l'homme des besoins physiologiques et de protection fondamentalement de l'ordre de la nature depuis la nuit des temps.

Cependant jusqu'alors l'homme n'eut pas besoin d'analyser l'activité économique. Chez les philosophes grecs et les économistes du Moyen-Âge, l'Economique était subordonnée à des grands desseins éthiques. Un ensemble de règles morales régissaient l'activité économique dans le souci de tempérer les ardeurs à la recherche de richesses ceci jusqu'au XVIe siècle.

Toutefois, il reste que la première réflexion économique - mais très liée à la morale pratique - est menée par Xenophon (430-355 Avant J.C.) pendant l'Antiquité et cela va se poursuivre pendant longtemps. C'est progressivement que l'économie s'affranchira de la Morale ce qui se traduira par sa considération au rang de « *discipline scientifique* » [A. De Montchretien, (1576-1621)].

L'avènement d'une solution nouvelle aux problèmes de survie, à travers *l'économie de marché* a permis l'émergence d'économistes. L'économie de marché autrement dit l'économie d'échange consacre l'institution de l'initiative privée. C'est-à-dire que grâce à une nouvelle forme d'échange fondé sur l'interaction de multiples acteurs, la société assurait sa survie en laissant le soin à chaque individu de faire ce qui lui semble bon. Il est alors admis généralement que le marché est régulé par son mécanisme qui porte et maintient la société tout entière. En effet Barnes souligne que l'homo-œconomicus est la base d'une méthode d'analyse *« fondée sur le fait qu'en tout temps ou en tous lieux, la complexité des événements économiques est réduite au trait de caractère universel : la prise de décisions rationnelles et cette caractéristique déterministe permet une formalisation aisée ».* (1)

Avec l'économie de marché se développe l'économie monétaire. Cette dernière institue un moyen d'échange avec la « *mésurabibilité* » des transactions qu'elle rend possible et les multiples choix d'opérations lucratives qu'elle permet de prévoir dans l'objectif de n'en retenir que les plus rentables.

L'on n'est pas sans curiosité de savoir que renferme le concept économique en terme lexical ?

1.1 Approche sémantique

Plusieurs définitions sont proposées par les plus grands auteurs et parmi elles, celles ci-dessous :

- A. Marchall écrit en 1890 :

« L'économie politique ou économique [...]) examine la partie de la vie individuelle et sociale qui a le plus particulièrement trait à l'acquisition et à l'usage des choses matérielles nécessaires au bien-être ».

- P.A. Samuelson en 1953 précise :

« La science économique recherche comment les hommes décident, en faisant ou non usage de la monnaie, d'affecter des ressources productives rares à la production à travers le temps des marchandises et services variés et de répartir ceux-ci à des fins de consommation présente et future entre différents individus et collectivités constituant la société ».

- Edmond Malinvaud plus récemment en 1990, estime que :

« L'économie a un double objet : comprendre et conseiller, c'est-à-dire apporter aux décideurs un témoignage objectif sur les conséquences à attendre des décisions alternatives entre lesquelles ils doivent choisir ».

L'on pourrait aussi dire que l'économie est l'étude par laquelle procède de façon rationnelle, la recherche, la production ou l'acquisition des ressources rares et limitées, suivie de leurs allocations dans le temps et dans l'espace entre les besoins alternatifs ou concurrents, et complémentaires à satisfaire. En effet Lionel Robbins de dire en 1932 que l'économie « *est la science qui étudie le comportement humain en tant que relation entre les fins et les moyens rares à usages alternatifs* » avant de rappeler que « *La définition de l'économie qui réunira probablement le plus d'adhérents, tout au moins dans les pays anglo-saxons, est celle qui ramène cette science à l'étude des causes du bien-être matériel* ». De nos jours encore, force est de constater que l'analyse économique repose sur « *L'efficience et la croissance de la production* » [J. Attali et M. Guillaume, (1990)] même si l'on ne doit sous-estimer l'interdépendance des phénomènes politiques, économiques et sociaux.

Toutefois pour J.B.Say, l'Economie politique aurait dû être nommée à juste titre Economie Sociale, car « *l'économie politique n'est pas la politique; elle ne s'occupe point de la distribution, ni de la balance des pouvoirs; mais elle nous fait connaître l'économie de la société; elle nous dit comment les nations se procurent ce qui les fait subsister. Elle nous fait savoir comment les richesses se forment, se distribuent et se consomment* » [J. F. Phélizon *Dictionnaire de l'économie*, p.128-131 Eco., (1985)].

Ces définitions avancées à titre indicatif ne supposent pas un cadre absolu, rigide qui contraindrait l'économiste à se limiter à un certain nombre précis de problèmes à étudier. La formation théorique économique a d'ailleurs évolué dans sa considération. C'est alors que des « *Sciences des Richesses* », on est passé aux « *Sciences des échanges marchands* » puis aux « *Sciences des choix efficaces* ». Le centre d'intérêt pour l'analyse économique reste l'homme quant à son comportement par rapport aux biens et services répondant au mieux à ses besoins, sinon à la réalisation de son bien-être.

Ainsi plusieurs domaines de l'activité humaine sont explorés par l'économiste c'est pourquoi on parle par exemple de l'économie industrielle, l'économie du travail, l'économie des relations publiques, l'économie de l'énergie, l'économie de la santé...

Si le terrain d'étude peut être commun à toutes les formes de sciences notamment les sciences humaines et sociales, il ne demeure pas moins que les résultats obtenus ne sont pas les mêmes. Cela tient à la spécificité de chacune d'elles et l'analyse économique s'en distingue par son approche ou plus exactement par sa méthode.

1.2 Méthodologie en analyse économique

En tant que science d'observation et de modélisation, l'économie n'est pas une science expérimentale ou exacte d'où la nécessaire approche *relativiste* dans la lecture des phénomènes observables. En effet elle se veut d'expliquer après observation, les phénomènes économiques et donc d'apporter un éclairage nouveau par rapport aux multiples possibilités de solutions en termes préférentiels. Les solutions ainsi proposées dans le cadre de la recherche de la meilleure satisfaction des besoins exprimés, sont la preuve de la rigueur dans la démarche entreprise lors de l'étude des problèmes économiques et donc des théories retenues. K. Popper introduit la notion de *falsifiabilité des théories* désignant la phase de vérification empirique lieu de confrontation des résultats théoriques issus du modèle, et par ailleurs les observations obtenues du réel. Alors souligne René Thom : « *Ne peut-on prétendre que l'inventaire de tous les phénomènes observables est le but ultime de la science?* » avant de poursuivre qu'« *une opération mentale,* (un « *Gedankenexperiment* ») *créée par le processus psychologique, compléterait l'expérience au-delà du réel* » [p.12, in *La Philosophie des Sciences Aujourd'hui*, (1986)].

Le principe essentiel en économie est la recherche de satisfaction dans la perspective d'une solution à l'optimum. Ce qui assigne dès lors à l'économie l'objectif de maximiser les gains ou l'utilité en satisfaction des besoins exprimés (dans le cas par exemple de l'achat d'un produit de tourisme, de biens et services médicaux etc.)

Ainsi, à partir de la démarche fondée sur l'observation et l'expérimentation - même si en principe celle-ci est quasi-impossible en sciences sociales, contrairement aux sciences naturelles - après seulement avoir retenu des hypothèses plausibles, et part ailleurs compte tenu de l'exigence de prévision-explication, l'économie acquiert le caractère scientifique.

Anatole Agragam écrit : *« La science englobe un grand nombre de résultats recueillis par une observation et des expériences répétées [...] Si aucun test vérifiable ne peut être formulé, l'idée s'appelle une hypothèse ad hoc, - elle est féconde. De telles hypothèses ne stimulent pas la recherche et n'ont guère de chance de faire avancer la connaissance scientifique [...] Les théories scientifiques sont prédictives... Si les résultats des tests expérimentaux sont en accord avec les prédictions de la théorie celle-ci est provisoirement corroborée. Sinon, la fausseté de la théorie est prouvée et elle doit être abandonnée ou modifiée »* [in *La Philosophie. des Sciences Aujourd'hui*, p. 36, (1986)].

Claude Bernard de son côté de souligner :

« Tant qu'une science n'est pas constituée par l'observation ou par l'expérimentation, les opinions ne peuvent être fixées et des vues personnelles diverses, systématiques ou doctrinales, sont en présence et apparaissent et luttent pour se disputer l'autorité ».

En effet les lois économiques dégagées sont la résultante des hypothèses avancées et vérifiées empiriquement ou infirmées. A partir de ces principes l'économie se donne les moyens optimums de répondre aux questions qu'elle soulève tout en sachant qu'*« une proposition qui découle d'un système d'axiomes isolé des faits réels n'a pas de capacité de prédiction »* [Morishima, cit. par Hubert Bruchier, « *Critère de scientificité en économie* », p.31 in *Encyclopédie Economique*, Economica, (1990)]. Toutefois des difficultés subsistent quant au respect de la démarche rigoureuse ou l'objectivité à observer, d'où l'intérêt de noter la différence entre l'analyse positive et l'analyse normative.

- L'économie positive a très souvent recours à une démarche rigoureuse c'est-à-dire scientifique. Ainsi depuis la fin du XIXe siècle, l'usage des outils mathématiques n'a cessé de croître, apportant aux théories économiques toute une cohérence. Ainsi Truman Bewley et Wayne Shafer dans *Le journal of Mathematical economics* en 1988 (p. 101), soulignent : « *La plupart des économistes admettent sans doute que l'importance des mathématiques en économie découle de son utilité pour stimuler l'intuition. Une formulation mathématique constitue le test logique d'une intuition économique. Par ailleurs, le développement rigoureux des idées économiques peut lui-même en suggérer de nouvelles. C'est ainsi que l'influence des mathématiques sur l'analyse économique est analogue à celle d'un travail empirique* (presque) ». Aussi l'apport des statistiques tant au plan théorique qu'au plan pratique, par ailleurs celui des outils de calcul informatique permettent la vérification empirique des hypothèses théoriques. Hicks (1959) - *dans son analyse du système économique* - décrit le processus d'accumulation de la connaissance économique en quatre étapes dont l'aboutissement est ce qu'il nomme économie descriptive ou appliquée :

*la théorie économique comme lieu de questionnement dont les réponses émaneraient des faits observés avec la plus grande rigueur dans la sélection des informations possibles pour les examiner et interpréter au mieux;

*la connaissance statistique découlant de la première étape est un ensemble de données quantitatives du phénomène faisant l'objet d'étude;

*l'« approximation statistique économique » inhérente aux compilations d'informations effectuées, nécessite par le procédé des estimations, une correction au mieux des imperfections observées;

*le capital information adéquat susceptible d'apporter des solutions aux questions soulevées.

Dès lors l'analyse positive parvient à expliquer le pourquoi des situations vécues ainsi que les comportements des agents économiques. On entre ainsi dans le domaine d'analyse économique fondée sur une base empirique ou statistique. Sous cette approche, l'analyse économique traduit *« ce qui est »*.

- L'économie normative vient en complément à la précédente comme l'autre approche d'analyse. Elle consacre la discussion sur les objectifs pour ce qui serait souhaitable, c'est-à-dire *« ce qui devrait être »* - autrement dit ce qui serait normal - pour la société. Là est la difficulté de cerner avec objectivité les objectifs en hiérarchisant les priorités qui correspondraient au mieux aux aspirations de la société. Celles-ci relevant des échelles de valeurs à intégrer obligatoirement même si, elles sont par nature subjectives et irréfutables. Des auteurs comme J.J Rousseau à travers le Contrat Social (1762), Rawls avec sa doctrine de justice sociale, et autres attestent de leurs travaux, le besoin de penser l'économie autrement. En principe l'analyse normative tente d'expliquer ce que doivent être les situations et les comportements humains en faisant intervenir des jugements de valeur. Alors intervient pour l'économiste la difficulté d'agréger les jugements de valeur individuelle autant qu'il aurait d'agents économiques.

La position dominante en termes de normes compatibles avec les aspirations de la société découlerait de la codification des jugements moraux et éthiques par voies législatives ou réglementaires. A titre d'exemple l'ordonnance portant réforme de l'hospitalisation publique et privée n'est pas sans aller tout au moins dans son principe, dans le sens de la production de soins répondant au mieux aux aspirations réelles de la collectivité nationale. Toutefois à travers ladite ordonnance la sphère économique par sa recherche d'efficacité se trouve là articulée avec la sphère politique en quête d'équité.

Pour schématiser, il faut garder à l'esprit que, autant l'économique est apte à expliquer comment agir pour juguler le chômage ou l'inflation autant elle ne peut l'être pour soutenir qu'il faille faire ou établir un ordre absolu de priorités dans le choix des objectifs. C'est en cela que l'économiste ne peut que jouer un rôle d'arbitrage entre les choix alternatifs souhaitables et réalisables. Ces précisions introduites laissent mieux comprendre l'intérêt de l'économique et le rôle de l'économiste.

Ce dernier n'a aucun pouvoir de décision, car il agit en expert autrement dit en éclaireur après avoir seulement procédé à une évaluation. Sur la base donc des conclusions de l'évaluation, il revient aux politiques de l'Etat, des collectivités territoriales voire de l'entreprise de décider de la ou de(s) direction(s) à suivre au travers des politiques économiques qu'ils auront choisies et d'autre part, de la traduction au plan opérationnel en partie ou en entier des mesures arrêtées.

Pour John Nevill Keynes (père de J. M.) dans sa recherche d'un juste milieu entre les deux approches de l'économie politique, d'une part en tant que science *« positive, abstraite et déductive »* et d'autre part, comme méthode *« éthique, réaliste et inductive»* il se dégage une nette différence entre science positive et science normative.. [M. Beau et G. Dostaler, (1993)].

Dès lors il est d'un intérêt certain de différencier aussi *l'économie politique* qui est la discipline que nous étudions, de *la politique économique* qui relève des seuls gouvernants quant à son choix notamment, puis sa mise en application. D'où le rôle prédominant du politique sur l'économiste, ce dernier ne peut que se fonder sur le principe d'efficacité que nous verrons plus en détail plus loin.

1.3 De la rationalité économique

L'on peut dire de manière très raccourcie que l'économie se résume à la lutte contre la rareté des biens et services nécessaires traduits par l'expression des besoins de l'homme selon le lieu, le moment, l'individu etc. Ce qui explique qu'un bien ou service ne sont rares que par rapport au besoin qu'on en a.

Les besoins dès lors sont relatifs. Soit ils sont relatifs à chaque individu donc en fonction de sa personnalité selon la thèse de l'individualisme méthodologique, soit ils sont étroitement dépendants de chaque société, car c'est la société qui en fixe les règles de consommation; d'après la thèse de l'holisme méthodologique les besoins sont sociaux. C'est à cet effet peut être que « *seule une étude des structures et des rapports dynamiques des groupes intervenant dans la vie économique pourrait dégager des facteurs sociologiques sous une forme propre à leur intégration dans les équations de l'Economique* » [Gilles Gaston Granger, p. 6, *Encyclopédie Economique*, Economica, (1990)].

L'utilité d'un bien ou d'un service est alors fonction d'un certain nombre de paramètres, quantitatifs et qualitatifs. Les besoins bien qu'innombrables, ils ne peuvent être tous satisfaits (*critère de substitution*) aussi, ils sont limités en intensité (*critère de satiabilité*). Les besoins généralement sont fondamentaux tels que les a classés Maslow. Il en retient cinq ; mais pour notre étude n'interviennent que les deux premiers types qui sont ceux de l'économie, [Beat Bürgenmeeir, (1994)] à savoir les besoins physiologiques et de protection classés selon le vocabulaire économique, dans le registre des besoins primaires par opposition aux besoins secondaires qui sont difficilement appréhandables voire pas du tout. En correspondance ces besoins sont respectivement identifiés aux biens « inférieurs » et biens « normaux ». Engel (2) à la base de cette dernière classification fait constater à chaque augmentation du pouvoir d'achat, la baisse en valeur relative de la consommation des ménages pour les premiers besoins au profit des seconds. Ce qui se vérifie fort bien dans la consommation de santé comme besoins secondaires - nous développerons ceci plus loin.

C'est notamment la satisfaction des besoins qui oblige à une meilleure utilisation des ressources rares. La rareté des moyens qui définit toute action économique fonde l'orientation que celle-ci prend par le biais du contingentement de ces moyens (3) [M. Weber, (1991)]. Ce qui explique la nécessaire prise en compte dans toute pratique quotidienne de gestion économique quelle que soit l'importance de l'opération à mener, d'un certain nombre de principes véhiculés à travers des notions telles que : *rationalité, rareté, besoin à satisfaire, optimum, alternatif ou concurrent et complémentaire.*

A propos du choix des biens pour la satisfaction des besoins la réflexion précède l'action dans des conditions normales de marché. Alors le principe de rationalité est observé. On observe que la rationalité économique est avant tout définie au niveau individuel et on parle de *l'homo-œconomicus* pour désigner l'agent économique au sens néo-classique. L'individu fixe son choix sur l'« *élément maximal* » traduisant sa préférence à l'ensemble des autres possibles ; ce « *comportement maximisant* » est l'achèvement de la « théorie de l'utilité » [S-C Kolm, op.cit. (1986)]. Dès lors l'agent est dit rationnel. Gilles Gaston Granger reprenant l'analyse de L. Robbins souligne que « *la rationalité s'attache à une « purposive behaviour* », à une adaptation intentionnelle de moyens à des fins, à une activité « *calculée* » [op. cit., p.19]. La présupposition d'une *rationalité arithmétique* dans l'activité économique permet en effet la « *calcubalité* » [M. Weber, (1991) op. cit.] par le biais de l'économie monétaire.

Notons que la rationalité se distingue sous deux formes :

- La rationalité réelle ou substantielle (*substantive rationality*) retenue au sens néo-classique : Ici, l'agent économique agit après avoir intégré le plus parfaitement possible, les informations relatives à son choix. Son objectif d'optimiser sa satisfaction, est alors fondé sur la seule démarche calculatrice et individualiste.

Pour la maximisation de la fonction-objectif, les contraintes externes telles que l'absence de fiabilité et l'asymétrie d'information doivent être réduites au mieux. Il est fréquent de remarquer l'asymétrie d'information dans le rapport Patient/Médecin, c'est pourquoi l'on ne peut parler de la rationalité de décision du patient mais de son consentement en connaissance « relative » de cause de l'exposé qui lui est fait. Au regard de la difficulté à rompre l'asymétrie d'information et d'autre part l'importance à accorder à la réalisation du consentement éclairé, le Doyen Porter insiste sur la nécessité de traduire la rencontre Patient/Médecin par les rapports Mandant/Mandataire et Confiance/Conscience.

Toutefois K. J Arrow (1987, p. 25) fait remarquer la remise en cause du principe même de la rationalité par la non prise en compte de l'hypothèse d'information fiable, « *parce que la perception des autres, en particulier de leur rationalité, devient un élément de notre propre rationalité* ».

Cette conception néo-classique de la rationalité est évidemment le fait des sociétés marchandes formelles où l'économique et le social sont dissociés. Dans les sociétés marchandes informelles l'économique et le social forment un tout c'est pourquoi les comportements économiques observés selon les critères exogènes (occidentaux) sont taxés d'irrationnels alors qu'ils paraissent rationnels tout au moins logiques par rapport aux finalités familiales, claniques, sociétales, politiques etc pour la production des solidarités.
La dimension éthique prise en compte dans ces sociétés explique cela [S. Beye, (1990)].

- La rationalité procédurale (*procedural rationality*) intègre à l'inverse l'imparfaite information de l'agent économique : Herbert Simon à l'origine de l'école de pensée du groupe de Carnegie (Université Carnegie Mellon) pour sa part souligne les limites de la rationalité substantielle par la dimension psychologique quant à l'éclairage qu'elle peut apporter par rapport au système de valeur. L'auteur considère que cette dimension est importante dans la procédure décisionnelle d'un agent économique au sein d'une entreprise, c'est-à-dire sous influence de son milieu comme pour les associations d'action sociale et de santé - dont les activités sont non marchandes.

Ainsi, Richard M. Cyert et James G. March (tenants de la théorie comportementale des firmes) à la suite des travaux d'Herbert Simon estiment que les décisions prises ne sont pas systématiquement en parfaite adéquation avec les objectifs fixés du fait de la rationalité limitée des décideurs. A la base de leurs travaux « *Administrative Behavior* » [Simon, (1947)], « *Organizations* » [Simon et Marhc, (1958)] et « *A behavioral theory of the firm* » [Cyert et March, (1963)], la prise de décision n'est pas considérée comme un choix rationnel selon la démarche des économistes fondée sur la préférence d'une des alternatives connues, mais en termes de limites réelles des cadres à agir conséquemment. Aussi l'économiste Charles Lindblom de l'Université de Yale par ses multiples contributions en 1959, 1965, 1968 et en collaboration avec Braybrooke en 1963, abonde dans le sens de l'école de pensée de Carnegie à laquelle il a participé. En présentant « *l'inrémentalisme disjoint* » autrement dit « *système D* » il analyse le système qui fonde la politique générale des administrateurs du secteur public sur la même base argumentaire que Simon, Cyert et Marc [Henry Mintzberg, (1988)].

Berry parlant de la « *rationalité cachée* » par opposition à celle affichée dans l'organisation, met en avant quatre types de facteurs déterminants de l'organisation : les contraintes liées à sa configuration, ses normes institutionnelles, les normes culturelles et caractéristiques d'âge, de formation ou de statut d'individus qui y travaillent, tente d'expliquer des comportements dits « irrationnels ».

Les nouvelles théories miroéconomiques avec principalement Jensen et Meckling pour la *théorie de l'agence* par ailleurs Coase et Williamson pour la *théorie des coûts* remettent en cause les hypothèses de la théorie standard à savoir : la concurrence pure et parfaite, la rationalité et l'information parfaites, et d'autre part la recherche du maximum de profits. On distingue ainsi :

. *La théorie de l'agence* qui met l'accent dans son analyse de l'entreprise sur les acteurs économiques notamment sur la

« relation principal-agent » - concernant deux acteurs - caractérisée par le risque moral traduisant une asymétrie d'information que l'agent exploitera en maximisant son utilité. La seule possibilité qu'a le principal de minimiser le risque moral est de chercher les conditions d'incitations adéquates.

. *La théorie des coûts de transaction* est une approche par l'économie des coûts de transaction, ce qui correspond dans les faits à opérer une intégration verticale ou à l'opposé à « externaliser » les activités. La théorie met en opposition le marché (coûts et suivi de contrat) et la firme (coûts internes de coordination) qui se substitue au marché en « internalisant » les transactions si les coûts de celles-ci venaient à être supérieurs aux coûts de coordination interne et inversement.

1.4. Approche systémique et structurelle de l'économie

1.4.1 Du concept de système et structure économiques à l'objectif qui leur est assigné

En tant que discipline scientifique, le système économique est relativement moderne. Pour mieux l'appréhender nous la simplifions en procédant aux définitions suivantes :

« *Un système, dit Ciondillac (1714-1780), n'est autre chose que la disposition des différentes parties d'un art ou d'une science dans un ordre où elles se soutiennent toutes mutuellement* » [Littré]. Si cette acception paraît plus générale, elle ne demeure pas moins précise sur l'idée force qu'elle sous-tend à savoir l'osmose dans laquelle les parties aussi différentes se meuvent. Ce qui donne à l'ensemble toute une cohérence [Garrigou-Lagrange et Passet, 1965, pp. 268-269] d'action globale. Cela semble possible en sciences naturelles telle que la physique - compte tenu des caractéristiques de non-interdépendance entre l'observateur et l'élément observé - contrairement en sciences sociales. Ce qui épistémologiquement représente une limite réelle quant au recours aux résultats obtenus de l'observation pour décider de choix plus appropriés en termes de politique économique. [G. Thoris, (1997)].

Pour rappel, à titre indicatif « *Un système économique est un ensemble cohérent de structures économique* (par exemple le système capitaliste) » et « *Une structure est un ensemble d'éléments organisés par des lois de composition* (par exemple, le salariat) » [C.h. Dollo, J-P Guidoni, A. Legardez, op. cit. p. .303- A. Betoines, (1991)]. Autrement dit un système est : « *Une unité complexe dont tous les éléments reliés sont asservis à un but commun ou poursuivent un objectif commun (ou) une réunion de principes coordonnés de façon à former un tout scientifique ou un corps de doctrine* » [Boulanger en 1975, p.13] souvent à teinte politique plus ou moins accentuée [J-L Saez Lozano, 1996].

Quant à la structure du système, Boulanger la définit sur la base des objectifs, méthodes, moyens et procédés [op. cit p.13].

Dès lors J-L Saez Lozano soutient que l'on pourrait assimiler le système économique à une macrostructure de pays fondés sur un mode d'organisation économique identique. Le système capitaliste et le système socialiste sont les principaux à avoir fait l'objet d'étude depuis longtemps.

1.4.2 Le système économique : approche différenciée

L'étude des systèmes et structures économiques est assez abondante et complexe. L'apparition du vocable système en Occident dans le sens d'assemblage remonte au XVIe siècle [G. Thoris, (1997)]. Toutefois, c'est aux philosophes scolastiques que reviennent les fondements. Platon - dans *La République* - et Aristote le conceptualisent du point de vue de l'organisation de l'espace politique, où des individus dans un mécanisme inter relation confèrent à l'Etat sa légitimité de gouverner l'espace.

Toutefois plusieurs écoles se distinguent :

- Petty considéré comme le précurseur du structuralisme moderne, propose pour mieux comprendre le « corps économique » de procéder par analogie à l'étude de l'anatomie à la dissection de la réalité économique. Cette approche diffère de celle physiologique du système économique. Les tenants de la thèse physiologique se réfèrent au lieu du corps humain à la physiologie animale. C'est à partir de cela qu'ils dégagent deux points saillants pour expliquer le système économique. Il y a d'une part la circulation de biens et services, d'autre part leur flux. François Quesnay de l'école de la physiocratie en sera l'inspirateur avec son Tableau économique, premier outil d'analyse du système économique qui d'ailleurs fait abstraction des aspects autres que quantitatifs du système.

- L'école historique allemande avec Guillaume Roscher (1815-1894) et Leipzig à partir de 1848 va marquer tout un siècle avec sa vision globale du système économique. Elle ne manque pas de relever le caractère assez réducteur de la vision physiologique à une construction purement logique ou aux simples données quantitatives des variables macroéconomiques. Le courant de pensée allemand se veut globalisant en intégrant d'autres disciplines des sciences sociales dans son analyse du système économique, ce qui conduit au *relativisme*. C'est en cela qu'il est pionnier à la formulation d'une théorie du développement moderne par stades historiques. A la suite de cela, Sombart propose dans son livre *Gewerbliche*, une analyse du système économique faisant ressortir trois éléments constituants : l'esprit, la forme et la substance [J-L Saez Lozano, *in Le système économique comme discipline de la science économique* (1996)].

- La nouvelle école historique allemande influencée par le marxisme compte des auteurs comme G. Schmoller et A. Wagner. Ces derniers vont notamment instituer et promouvoir le *socialisme de la chaire*. Celle-ci s'intéressera au rôle de l'État par rapport à la justice sociale et à la régulation de l'économie entre autres. Ce qui de nos jours n'est pas sans rappeler le débat sur l'enjeu de l'État-providence. La politique sociale proposée par Bismarck en 1883 bénéficiera de l'approbation de G. Schmoller. Max Weber (1863-1941) et Wener Sombart (1863-1941) et d'autres perpétueront ce courant de pensée.

En définitive, c'est la conception idéologique du mode de développement par conséquent de production des biens et services, qui sous-tend un système apte à répondre aux exigences du type d'économie souhaitée. Cela explique que celle-ci peut exister différemment. En effet dans les faits l'économie existe sous deux formes du point de vue de l'appropriation de l'outil de production et/ou du modèle dominant de régulation du marché, l'offre globale par rapport à la demande globale. Wagemann (1937) de la nouvelle école allemande estime que deux critères prévalent pour sérier les systèmes économiques : leur mode d'organisation et le niveau de densité du recours au capital.

Ainsi se dégagent particulièrement deux systèmes économiques opposables. D'un côté le système d'économie libérale dit de « *circulation* » qui se distingue par la libre confrontation des agents économiques sur les marchés, de l'autre le système d'économie socialiste au sens du socialisme scientifique relevant du courant central où l'économie est ordonnée par l'autorité centrale en référence à la classification de Eucken (1974) - un des théoriciens de la nouvelle école allemande. Aucun système économique n'existe à « l'état pur » de sa théorie. A ce titre l'exemple anglais est patent par l'existence d'un système de santé nationalisé le N.H *(National Health)* - que certains qualifient exagérément de « socialiste » - alors que l'économie anglaise est réputée très libérale.

- Le système libéral se caractérise par la libre entreprise. L'initiative privée y est dominante, c'est en cela que la couverture des besoins économiques est assurée par l'entreprise dans sa forme d'« *exploitation capitaliste* » avec comme critère premier et normatif le « compte en capital » [M. Weber, (1991)

op. cit.] à rentabiliser. L'état n'intervient principalement que pour cadrer le jeu des mécanismes qui sous-tendent l'activité économique. Pour ce faire, il agit à travers plusieurs instruments à commencer par le plan qui est indicatif, la politique monétaire, la politique de l'emploi etc. Il faut rappeler que dans le cas français l'idée force de la planification est d'intégrer l'ensemble de toutes les données agrégées en s'appuyant sur le tableau économique inventé par F. Quesnay, repris par Leontieff (1958) à qui revient l'analyse *input-oupout*, et achevé en France par Gruson. Le système libéral est aussi appelé système d'économie de marché ou d'économie d'échange. La libre confrontation de ceux qui offrent et ceux qui demandent est déterminante. Par la liberté d'action des différents acteurs, l'offre et la demande selon leur évolution à la hausse ou à la baisse déterminent le niveau du prix de la marchandise à un moment donné - le secteur de la santé y échappe dans une très large mesure.
La variation de l'offre et de la demande dépend du degré de concurrence qui comme élément déterminant du prix d'équilibre général (dans les conditions de concurrence pure et parfaite) et de la quantité échangée simultanément sur tous les marchés.

Les économies occidentales s'inscrivent parfaitement à de degrés divers dans ce système selon qu'il s'agit :

*du néo-libéralisme fondé sur l'individualisme méthodologique, l'Etat de droit pour la garantie des libertés individuelles, puis la neutralité de l'Etat dans les domaines social, politique et économique;

*du libéralisme tel qu'il se présente en France;

*de la sociale démocratie - comme c'est encore un peu le cas des pays scandinaves - formalisée notamment par le courant de pensée de l'école suédoise pour sa position par rapport à l'école du *public choice*.

- Le système d'inspiration marxiste dont l'impact fut important, fonde ses théories sur la vision opposée du capitalisme outre-Manche du XIXe siècle. J-L Saez Lozano, p.16 (1996) souligne : « *La contribution de Marx entretient une relation de rupture-continuité avec la théorie classique de Smith et Ricardo au-delà de l'influence de Petty. Cela explique que Marx voit le système économique comme une organisation fondée sur le fonctionnement de relations productives qui repose sur une division sociale du travail radicale dérivée de la configuration de la propriété des moyens de production.* ».

Hicks (1959) décrivant le processus d'accumulation en quatre étapes avance le qualificatif d'économie descriptive ou appliquée dans son étude du système économique. Lange de son côté ramène les étapes au nombre de deux parce qu'il estime que le système économique se résume à une réunion de quelques aspects de l'économie politique à savoir les lois constituantes du fondement théorique de la science économique, et par ailleurs de toutes les branches composantes de l'économie descriptive [[J-L Saez Lozano, (1996)].

Toutefois tous deux récusent toute vision réductrice du système économique au simple rang d'économie appliquée à des fins d'explication descriptive des réalités économiques. Keynes (1955) comme Lange, distingue deux domaines d'intervention pour les études économiques, la branche de l'économie qui fait une analyse descriptive des phénomènes économiques et d'autre part, l'économie constructive dont l'objet est de définir les règles en économie. Pour lui, le système économique est une composante de l'économie réelle. Ce d'autant qu'il étudie l'économie - aussi bien nationale qu'internationale - par l'approche comparative et temporelle, sur la base de méthodes adéquates et d'information statistique.

1.4.3 Macro-structures et systèmes de santé

Dans un cadre d'analyse comparative, il serait erroné de dire sur la base du seul critère de la doctrine ultra libérale des Etats-Unis, que le système de santé américain est privé au sens classique du terme. Et par ailleurs soutenir que le système français est un système public.

Aussi paradoxal que cela puisse paraître, la liberté de fixation de prix et la domination de l'assurance privée dans le système américain prennent relativement peu de place dans la régulation de la production de la santé. Les institutions à but non lucratif financées par les fonds publics jouent un rôle prédominant. Elles assurent ainsi l'assistance médicale créée en 1965 par le Congrès (à majorité démocrate) : le *Medicare* pour les personnes âgées d'au moins 65 ans qui touchent la retraite du régime de base (un minimum de 10 années de cotisations) et les handicapés, et par ailleurs le *Medicaide* pour les indigents. Par conséquent, le système américain n'est pas un système purement privé où l'Etat n'interviendrait pas.

Par ailleurs si la Sécurité Sociale en France est un organisme public dont la gestion est concédée aux partenaires sociaux à l'origine, le système de santé dans sa totalité n'est pas public bien que l'Etat intervient beaucoup dans le mode de gestion des affaires sociales par un choix politique moins libérale. En fait, l'intervention de l'Etat ne se fait que dans la gestion des hôpitaux publics et celle du financement du système. Vu la part des soins ambulatoires en 1997 : 27,4% et des transports de malades, médicaments, prothèses 22,1%, on ne peut pas dire que le système français de santé est public.

Difficile par ailleurs de dire que tel ou tel système est parfait ou mauvais. Il reste que le système français dans son principe est bon mais au travers de ses réalisations, on se rend compte de l'atteinte des limites dudit système dès le début des années 70. Les limites du système sont devenues de plus en plus perceptibles au fil des décennies avec la persistance de la mauvaise conjoncture économique que traverse la France.

En réalité, le système d'économie de marché n'est pas régulé par le seul marché. L'exemple de l'Angleterre est patent à ce titre, souligne K. Polanyi. Le système capitaliste est de fait complexe, car interviennent différents types de régulation : l'oligopole, le monopole, le monopsone, l'économie sociale de marché, le tiers secteur, l'économie souterraine etc. En effet toute option de politique économique dominante qui caractérise une économique nationale ne se traduit pas systématiquement et simultanément dans tous les secteurs d'activité. Ce qui implique le particularisme d'un certain nombre de secteurs à l'opposé même de ladite option. Et Georges de Lagarde (4) de souligner non sans surprise en 1945 au moment où la France décide la création de la Sécurité Sociale : « *La rigueur et la décision avec laquelle la Grande-Bretagne, pays traditionnel de résistance à l'étatisme et de développement des initiatives privées, s'oriente vers une organisation purement étatique de la prévoyance et vers la suppression de tout concours des institutions à la prévoyance sociale. Que le plan Beveridge soit le premier mis à jour par un Etat libre qui poursuit depuis cinq ans la lutte contre le régime totalitaire des pays de l'axe ne peut manquer de surprendre. On se demande non sans quelqu'effroi, qui a gagné la guerre et si le vainqueur ne subit pas, sans s'en douter, l'influence du vaincu* ».

Le système socialiste se distingue particulièrement par l'appropriation collective de l'outil production par la nation plus exactement par l'état, ce qui permet de qualifier ce type de système, de capitalisme d'état. L'état intervient pleinement depuis la planification directive de la production (offre) globale jusqu'à la distribution (structuration de la demande) y compris la fixation des prix - tous secteurs confondus. C'était encore le cas des pays de l'Est jusqu'à un passé récent.

Le puissant interventionnisme de l'état se fera aussi dans le domaine de la santé. Se fondant sur l'idée marxiste-léniniste selon laquelle la valeur économique résulterait uniquement du travail. C'est ainsi que, au lendemain de la révolution de 1917 se fera en URSS l'esquisse d'une sécurité sociale généralisée et la gratuité de soins à partir de 1925. Toutefois la « *kolkhozisation* » du système de santé en URSS et dans les pays satellites qui s'en inspireront, aura été à l'origine de l'inefficacité notoire du système socialiste. [Béatrice Majnoni d'Intignano, (1993)].

1.5 Mécanisme économique et régulation du marché

Le mécanisme économique englobe un certain nombre d'éléments qui en assurent le fonctionnement comme cela se passe dans toute mécanique. L'interdépendance des divers éléments explique la nécessité de régulation de l'activité économique. Dans le cas du système libéral il s'agira plutôt d'autorégulation une fois les différentes politiques définies -sauf ajustement nécessaire par les autorités.

Deux approches permettent de saisir la dynamique d'une économie : la macro-économie et la micro-économie. En fait la distinction est relativement récente, car l'économie préclassique des Mercantilistes et des Physiocrates, et par ailleurs l'économie classique de A. Smith, Ricardo, J.B. Say voire Marx ne le font pas. L'apport conceptuel « macro » et « micro » revient à Frish en 1933 mais ce sont les marginalistes qui en établiront spécifiquement la dichotomie - leur démarche a plutôt consisté à transposer les théories néo-classiques du domaine micro au domaine macro - mais Keynes est le premier à en faire l'opposition [G. G. Granger, op. cit.,(1986)] par sa vision globalisante de l'économie quant à son étude. Toutefois pour Maurice Allais cité par Granger « *La théorie des quantités globales, la théorie de la concurrence imparfaite, la Théorie des jeux doivent venir qu'après (la théorie des choix des prix, de l'équilibre général) à titre de complément et de seconde approximation* » [op.cit. p.8].

- L'analyse macro-économique embrasse l'ensemble des secteurs institutionnels au travers de leurs inter-relation et interaction dans la création de la richesse nationale. Ce qui explique pour l'analyse de la situation économique et sociale de recourir à des variables agrégées : le P.I.B (Produit intérieur brut), le P.N.B. (Produit national brut) etc... La mécanique globale qui sous-tend la marche de l'économie nationale appelée le schéma économique complexe crée une interdépendance quant à la place et au rôle, sinon l'impact des différents secteurs institutionnels sur la dynamique économique et sociale.

Le secteur de la santé analysé tant dans l'optique publique (les pouvoirs publics, les organismes de Sécurité Sociale, la société) que privée en termes d'établissements, et par ailleurs pris sous l'angle de la production des biens et services relatifs à la demande médicale en ce qui concerne les produits pharmaceutiques, les soins et les assurances, n'est pas cantonné dans un seul secteur institutionnel, mais étendu à presque toute l'économie nationale.

Dans une perspective d'étude des problèmes de la santé, l'analyste peut procéder par l'approche macro-économique. C'est le cas des études menées notamment par le CREDES (Centre de Recherche et d'Etudes en Economie de la Santé) sur la production de soins médicaux en France métropolitaine.

- L'analyse micro-économique ne prend en considération les différents secteurs institutionnels qu'individuellement mais toujours dans une dynamique interactive. Le champ d'explication le plus fréquent est celui de l'entreprise et du marché d'un bien ou d'un service. La fonction de production et celle de consommation sont celles qui occupent une large place en micro-économie. En effet elle fait intervenir les « *agents en tant que centres de choix et de décision, et des biens et ressources considérées comme distinctes, « respectant » selon* E. Malinvaud, « *l'individualité» des uns et des autres* » [Gilles Gaston Granger, p.7 op. cit.].

A propos le marché s'entend dans son acception normative comme étant « *le lieu abstrait où se confronte une offre et une demande pour aboutir à des échanges caractérisés par des prix de marché; il existe un marché pour chaque type de biens et chaque marché donne lieu à l'émergence d'un prix* » [Betoines et Alii, (1991)]. Dès lors l'hypothèse de la santé comme bien et service de consommation nous amène à la situer dans un contexte d'échange et donc de marché, mais « *un marché atypique* » [Nicolas Tanti-Hatdouin, (1994)]. A cet égard l'appréhension de l'offre des différents types des biens et services médicaux et leur incidence sur la demande ne peut se faire par l'approche micro-économique traditionnellement.

1.6 Les secteurs institutionnels concourant au secteur de la santé

En termes de secteurs institutionnels autrement appelés agents économiques, la production de la santé fait intervenir le plus grand nombre dans le mécanisme économique complet :

- L'Etat et les collectivités locales regroupés sous l'appellation d'Administration publique constituent l'organe central chargé d'administrer et de gérer les ressources de la nation. L'Etat dont il est question quand on parle de politique économique, se traduit au plan de l'analyse économique au travers des trois fonctions d'après la typologie de Musgrave dans sa « *Théorie des fonctions publiques* » (1959) par :

* l'« allocation » des ressources pour corriger les défaillances du marché (*market failure*) - les néoclassiques ne concevant l'intervention de l'Etat que « par défaut » - notamment les externalités dont A. Marshall et plus particulièrement A. Pigou dans Economics of Welfare (1920) en ont fait l'analyse ;

* la « stabilisation » par la recherche des grands équilibres macro-économiques (plein emploi, inflation, solde du commerce

extérieur) et d'autre part la réalisation d'une croissance significative et constante -autrement le fameux carré magique. De plus en plus l'Etat tente d'influer l'économie à long terme par la politique structurelle. Cette fonction est l'objet de pas mal de controverses - les keynésiens en sont les partisans et les libéraux les pourfendeurs - quant à son intérêt dans le processus de création de richesses ;

* la « redistribution » qui vise à réduire les inégalités et par conséquent à traduire des politiques sociales transversales fondées sur le principe de la justice sociale. Ce qui explique l'importance des budgets sociaux dans des pays où l'Etat-providence a cours comme c'est le cas en France.

- L'Administration publique intervient dans le domaine de la santé à travers les hôpitaux de l'Assistance publique, les hôpitaux départementaux, les centres de soins municipaux etc et par ailleurs la Sécurité Sociale, la Direction Départementale des Affaires Sanitaires et Sociales (DDASS) dont les activités relèvent du secteur non marchand (établissements non commerciaux.)

- Les Administrations privées : les structures associatives à but non lucratif; les fondations, les Organisations Non Gouvernementales (ONG) etc. Si la recherche de bénéfices n'est pas leur vocation première toutefois elles ne sont pas frappées d'interdiction d'en faire sauf qu'elles ne peuvent se les partager. L'obligation leur est faite de les réinvestir. Sous forme d'associations et fondations existent des hôpitaux, des maisons de retraites etc. Celles-ci faisant fonction publique sont connues sous l'appellation PSPH (Participants au Service Public Hospitalier), comme c'est le cas des établissements adhérant à la FEHAP (Fédération des établissements hospitaliers et d'assistance privée à but non lucratif) ou l'UNIOPSS (Union Nationale Inter fédérale des Œuvres Organisations Privées Sanitaires et Sociales). On pourrait en citer d'autres telles que l'UNAF (Union Nationale des Associations Familiales), Médecins sans Frontières, Médecins du Monde, la Croix Rouge (y comprises ses cliniques). Ces structures associatives représentent une des trois composantes de l'économie sociale autrement appelée le Tiers secteur. Par ailleurs elles constituent une large part dans l'ensemble du secteur sanitaire et social français.

Charles Gide analysant l'Economie Sociale comme une économie volontaire - ici économie de services (de type associatif) - souligne qu'il y eut un moment où « *était même circonstanciée une articulation organique entre les volontariats associés de cette Economie Sociale et les services socialisés d'une Economie publique* » [H. Desroche, p. 174, 1983].

- Les sociétés et quasi-sociétés non financières (entreprises industrielles et commerciales) que sont les industries de matériels médicaux, les industries pharmaceutiques, les cliniques privées au sens capitalistique adhérant à l'UHP (Union hospitalière privée) ou la FIEHP (Fédération intersyndicale des établissements d'hospitalisation privée). Ces entreprises aux formes juridiques GIE (Groupement d'Intérêt Economique) - depuis la loi de 1991 - SNC (Société à Non Collectif), SARL (Société à Responsabilité Limitée), SA (Société Anonyme) relèvent du secteur marchand. Leur production fait l'objet d'échange sur le marché traditionnel à des fins mercantiles (de profit). Leurs activités relevant du droit commercial, elles sont donc soumises à l'impôt sur les bénéfices commerciaux et industriels (BIC).

Par ailleurs par stratégie de diversification, certaines entreprises industrielles et commerciales traditionnellement tournées vers d'autres activités prennent part à la production de la santé. Comme exemples, il y a la Compagnie Générale des Eaux (CGE) avec la Générale de santé, la Lyonnaise des Eaux (CLE) avec la Lyonnaise de santé etc.

- Les sociétés d'assurances qui sont de deux types, avec d'une part les sociétés d'assurances proprement dites, et d'autre part les assurances mutualistes :

* Ce sont les sociétés d'assurances nationales et privées relevant du code des assurances, donc participant au fait concurrentiel des produits d'assurances et pratiquant des primes en fonction du risque pour lequel le public souscrit. Y sont incluses les sociétés dénommées à tort les mutuelles d'assurances qui par intermédiation des courtiers, ont accès aux souscripteurs telles que les Mutuelles du Mans assurances, et les Mutuelles Sans Intermédiaire (MSI). Parmi ces dernières il y la Mutuelle d'assurances des instituteurs (MAIF), la Garantie mutuelle des fonctionnaires crées en 1934-1936, la Mutuelle d'assurance des artisans de France (MAAF) instituées plus tard en 1950, la MACIF, la MAAF qui ont vu jour en 1960, et d'autres comme la MATMUT, etc suivront après. Durant toute la période qui a précédé les années quatre-vingt où s'est développée la sélection adverse (5), les mutuelles se fondaient sur le principe de solidarité avec le souci de satisfaire les adhérents à risque faible et ceux à risque élevé sans augmenter les primes. Cette logique devait se traduire par le partage des dommages entre adhérents.

Au fil du temps, ces mutuelles pour résister à la concurrence innovent. Pour ce faire, elles adoptent des stratégies d'alliances entre la FNMF et la GEMA, de coopération entre la MATMUT, la MAIF, l'AMF etc, voire de création avec MACIFILIA et d'accords entre la MAAF et les Banques Populaires. La filiale Inter Mutualité Assistance qu'elles ont mise en place occupait en 1995 le premier rang des sociétés d'assistance en Europe.

* Les mutuelles au sens orthodoxe - du point de vue historique et juridique, charte de la mutualité en 1898 (quatorze ans après la reconnaissance du syndicalisme) - sont celles qui sont régies par le code de la mutualité (1945) (6) et regroupées au sein de la Fédération nationale de la mutualité française (FNMF) - dont la mise en place en 1902, marque le refus de satelliser au plan assurantiel.

Ces mutuelles constituent une des trois composantes du Tiers secteur en rapport avec le domaine sanitaire. Elles produisent l'assurance complémentaire (80% de leur activité) correspondant au remboursement total ou partiel des frais de santé non pris en charge par la Sécurité Sociale, et gèrent parallèlement certains régimes de Sécurité Sociale (fonctionnaires, étudiants, travailleurs indépendants...). Par ailleurs elles interviennent dans le domaine de la prévoyance à l'échelle nationale (MUTEX) - suite à la restructuration de la FNMF dans les années 70 - aussi elles assurent la réalisation et la gestion de structures Sanitaires et Sociales de l'ordre d'un millier - cliniques et établissements de séjour, pharmacies, centres dentaires etc.

Ces mutuelles sont aussi sériées en deux selon leur mode de souscription externe ou interne. Les mutuelles ouvertes c'est-à-dire à mode de souscription externe s'adressent au grand public et d'autre part, les mutuelles fermées à mode de souscription interne comme les mutuelles « professionnelles » réservées à un public prédéterminé en fonction des critères d'appartenance à un milieu de travail.

- Les sociétés financières *largo sensu* (banques, assurances, institutions d'investissement et de crédit public) ont aussi une implication en prise de part de capitaux dans le secteur hospitalier privé. Tel est le cas de Paribas (avant même son rachat par le Crédit Agricole), la Compagnie Financière de Suez en association avec les Mutuelles du Mans, les AGF, le Crédit Agricole - banque du tiers secteur - et la Caisse de Dépôt et Consignation etc.

- Les ménages, par définition sont des agents économiques dont la fonction première est la consommation. Et dans la grande majorité des situations le Revenu (Y) est la somme de la Consommation (C) et de l'épargne (S) autrement écrit :

$$Y = C + S$$

Au regard de la part très importante du revenu consacrée à la consommation et le reste à l'épargne, la consommation totale des 21, 800 millions ménages recensés en 1997 - et en prévision 23,

800 millions en l'an 2000 - est une composante déterminante de la demande globale. Cette dernière dans l'ensemble connaît une évolution en francs constants, elle a été multipliée par 2,5 entre 1950 et 1983. Elle totalise en 1997 un montant de 7 680 000 francs (en unités de millions). La consommation des ménages en 1997 représente 4 768 000 francs courants (en unités de millions) soit 62,08% du total, elle vient bien avant celles des administrations publiques 20,10% puis des Administrations privées 17,81%.

Avec l'élévation du niveau de vie la structure de la consommation des ménages en termes de biens et services connaît des mutations. On constate en effet une part de plus en plus considérable de la consommation des soins dans la consommation totale des ménages : de 6% en 1960 elle est passée à 12,8% en francs constants en 1990 (SESI).

Autrement le cœfficient budgétaire (7) des services médicaux et de santé est passé de 6,5% en 1950 à 10,3% en 93. L'on enregistre une évolution du cœfficient budgétaire des services dans la « consommation élargie » (8) de 41,7% en 1970 à 51,4% en 1990 à prix courants base 1980 [INSEE (1988), *Annuaire rétrospectif de la France 1948-1988*].

Parmi les services - dits « consommation élargie de la population » qui représente 50% environ du total des consommations - en contante expansion rendus aux ménages, se trouve la santé. La consommation médicale totale des ménages a représenté en 1995 un montant de 716,6 milliards en francs constants contre 198,2 en 1980. Ce qui porte ces dépenses à 3,61 fois dans l'espace temps indiqué.

Notes

(1) F. J. Barnes « *Rationality and relativisme in economic geography : an interpretive review of homo economicus assumption* » Progress in Human Geography, 12, 1988 p.477 in Problèmes économiques 2446-15 Nov. 1995.

(2) E. Engel Economiste statisticien prussien dégage en 1857 trois lois qui portent son nom, selon lequel lorsque le revenu des ménages croît :
. la part des dépenses consacrées à l'alimentation décroît, autrement elle croit moins vite que ne croît le revenu;
. la part des dépenses d'habillement et de logement reste constante, c'est-à-dire qu'elle croît à un rythme identique que le revenu;
. la part des dépenses de santé, loisirs culture, transports... croît plus que ne croît le revenu.

(3) « Agir économiquement » c'est-à-dire toujours comparer les différentes fins d'utilisation pour ne retenir que le choix le plus adéquat à une fin qui à cet instant est déjà connue. (Selon la pensée technique, A. Voigt « *Technisch Okonomik* », in Wirtschaft und Reccht der Gegenwart, I Tubingen, 1912.)

(4) Georges de Lagarde, *Le plan Beveridge*, Comité central des Assurances sociales, 1945, est l'une des personnes à la base de la création de L'AGIRC (Association Générale des Institutions de Retraites des Cadres.)

(5) Au plan théorique, c'est la sélection adverse qui semble poser problème au système solidariste des mutuelles. K-J Arrow en Déc. 1963 dans « *Uncertainty and the welfare economics of medical care* » A.E.R. L'on peut constater que les mutuelles connaissent de plus en plus les contraintes de « l'aléa moral », (le concept revient à Arrow) qui consisterait à influer sur le comportement des assurés dans le sens d'accroître le risque encouru ou les pertes liées audit risque. Suite aux travaux de G.A Akerlof (1970) la sélection adverse paraît s'inscrire dans la suite logique d'un processus d'une asymétrie d'information. « *The market for « Lemons » : quality incertainty and the market mechanism* », QJE, vol. 74, 1970.

(6) L'Ordonnance du 19 octobre 45 stipule « ... L'établissement d'un régime d'assurance obligatoire contre les risques sociaux, l'extension croissante de ce régime d'assurance, l'institution d'un plan d'ensemble de la sécurité sociale affectent profondément le rôle et la position des institutions mutualistes dans ce pays [...] La société mutualiste doit être désormais le cadre normal de toutes les institutions d'entraide. En particulier, c'est la société mutualiste qui devra être utilisée par les comités d'entreprises, crées par l'ordonnance du 22 février 1945, en vue de la gestion de toutes les œuvres sociales créées à l'intérieur des entreprises ou dans les groupes d'entreprises et faisant appel aux contributions des travailleurs ».

(7) Cœfficient budgétaire: « L'analyse de la structure de services dans le temps se fait à partir des variables exprimées soit en valeur, soit à prix constants. Il peut s'agir de variables elles-mêmes, (la consommation pour tel poste) soit de variables rapportées aux dépenses totales de consommation ce qui donne les cœfficients budgétaires. Ces derniers sont exprimés de préférence en valeur à prix courants ; etc » J. Gadrey p.38.

(8) Consommation élargie de la population est égale à la consommation privée + la consommation de services collectifs (y compris les transferts). Autrement, c'est la consommation de services au sens strict 33% + les loyers fictifs 8,6% + les services non marchands (Enseignement, Hôpitaux publics financés par la Sécurité Sociale) selon l'INSEE.

2. Progression pédagogique de la pensée économique : courants et doctrines philosophiques et économiques dominants en rapport avec le bien-être

« C'est en considérant les choses dans leur genèse ici comme ailleurs, qu'on en retient la meilleure intelligence ».

Aristote

Maintes doctrines et thèses ont contribué à la formation de la théorie économique. L'ensemble de ces doctrines et thèses qui constituent la pensée économique ont toutes une importance certaine d'où la nécessité de revenir sur un grand nombre au fur et à mesure de leur apparition tout en persistant sur leur idée force respective. Le choix de cette approche repose sur le souci de donner une relative visibilité aux mutations progressives des structures économiques et sociales qu'elles ont pu expliquer et/ou engendrer. Cela dit, ce qui suit ne se pose pas, pour notre part, comme une complète relation historique des faits économiques et sociaux depuis des millénaires, et de leur analyse théorique.

D'où l'absence d'ambition pour des raisons pratiques de reprendre toutes les écoles de pensée, en nous limitant à un rappel succinct de quelques courants et doctrines. Ceci certes dans un ordre chronologique des multiples et diverses démarches contributives au travers des thèses relatives à la très vaste question du bien fondé du destin de l'homme quant à son épanouissement social.

2.1 Approche aristotélicienne (Aristote)

Avec Aristote, l'histoire de la philosophie prend de l'importance. Il reconnaît à la philosophie comme discipline, la caractéristique d'être spéciale et propédeutique parce que, indispensable pour une réflexion méthodique libre. Son penchant pour les débats théoriques et contradictoires sur des thèses le conduit à embrasser les autres disciplines parce que convaincu que la recherche de solution scientifiquement bâtie, c'est-à-dire apodictique par rapport aux divers et multitudes de problèmes qui traversent les situations de vie, passe nécessairement par ce biais [Artial Gueroult, (1983)].

Dès lors Aristote en conduisant son analyse, n'introduit pas de frontières étanches entre les disciplines. Ainsi l'action (*praxis*) morale contenue dans les sciences pratiques (Ethique et politique) sont à la base de l'articulation entre la médecine, la stratégie, l'économie entre autres disciplines. Ce qui lui (Aristote) fait dire que la seule fin, est que chaque activité tend vers un bien. S'il donne la primauté à la politique en la citant comme « *la première des sciences, celle qui est plus que toute autre architectonique* » (Livre I de l'Ethique à Nicomaque), il n'en demeure pas moins qu'il donne aux autres sciences, toute leur importance. Celles-ci dit-il, ne constituent que des moyens au service de la politique, « *puisque, là encore, elle détermine ce que nous devrons faire et ne pas faire, la fin de cette science doit inclure les finalités des autres sciences, de sorte que cette fin doit être le bien de l'homme.* » La question morale socratique « Comment doit-on vivre ? » en rapport avec la motivation humaine est centrale chez Aristote.

Sur l'économie, il fera une étude (340 avant J.C) dans son livre « L'Economique » consacré à l'économie domestique, la propriété et la gestion des finances publiques. Le particularisme de cette étude au livre V chapitre 8 dans son Ethique à Nicomaque, tient à l'accent qui est mis sur l'économie du bien-être (*welfare economics*). A travers cela, Aristote étudie les jugements de valeur tout au long des différentes étapes de l'économie, et tout ce qui de près influe sur l'action de la puissance publique. La vertu y est aussi développée et c'est ainsi qu'il ne situe pas d'opposition entre Ethique et Economique. Nous constatons malheureusement que le contexte d'évolution des économies marchandes marque plus que jamais cette opposition au travers de la relégation au second plan des dimensions humaines et sociales. Et ce, d'autant que les conséquences sont visibles par l'exclusion dont fait l'objet de nos jours un bon nombre de citoyens des pays industrialisés jusqu'ici relativement touchés par la désintégration sociale de son tissu urbain.

Chez Aristote le *pathos* (la passion) et l'*êthos* (les moeurs, à l'origine du vocable l'« éthique ») sont aussi importants que le *lagos* dans la détermination de l'action morale. Dans le Livre II de l'Ethique à Nicomaque il souligne : « *la vertu est une disposition acquise de la volonté, constituant dans un juste milieu relatif à nous, lequel est déterminé par la droite règle (orthos logos) et tel que le déterminerait l'homme prudent.* » Ainsi le concept de bien s'inscrit chez Aristote dans une perspective utilitaire. Alors il fait dépendre le bonheur de l'homme de lui-même mais aussi des événements extérieurs. Il insiste sur « le bien de l'être » comme finalité en le posant de manière agrégée, « *car le bien dit-il est assurément aimable même pour un individu isolé, mais il est plus beau et plus divin appliqué à une nation ou à des cités* » (l'Ethique à Nicomaque, I, 1). Sa « *conception éthique de l'accomplissement social* » conduit au dépassement des critères d'évaluation arbitrairement fondés sur le principe d'« efficacité ». Il propose de centrer ces critères sur le principe d'équité.

En posant l'éthique par rapport à la médecine il écrit, « *apparemment ce n'est pas la santé de l'homme, et peut-être même plutôt la santé de tel homme, car c'est l'individu qu'il soigne* » (I, 6 1097 a 10). En effet dans la Grèce antique l'assistance était portée aux victimes de la guerre, orphelins, veuves et blessés. Les autres catégories sociales étaient prises en charge par des mesures de distributions publiques permettant de les préserver des risques de menace des mendiants et des étrangers démunis. Aristote plaide pour la liberté qui seule fait apaiser les tensions sociales, et permet par voie de conséquence aux Autorités de gouverner dans le calme. Dès lors la question de l'équité se trouve là posée par rapport aux théories du bien-être de l'économie moderne. Une économie dont l'objet serait plus dans la traduction pratique synonyme de difficulté sinon absence d'articulation entre la réalisation de la dimension matérielle et celle psychosociologique idéale chez l'individu.

2.2 Approche d'Avicenne (Ibn Sîna)

Ibn Sîna comme médecin et philosophe élabore à la différence d'Aristote, une théorie qui rend à l'âme toute sa dignité. Aristote l'a réduite à une simple forme du corps organisé. Ibn Sîna reconnaît à l'âme sa substance spirituelle, inscrivant ainsi l'homme dans une dimension fondamentale de plénitude de bien-être.

Anne-Marie Moulin (1996), écrit : « *Trois siècles avant Ibn Khatima, Avicenne en son Canon indiquait déjà que la médecine est non seulement l'art de lutter contre la maladie mais celui de conserver la santé, il prêchait un évangile qui ne serait pas oubliée. Quand il citait les éléments qui concourent à la santé il énumérait l'alimentation, la sexualité, l'environnement et bien d'autres facteurs pertinents, bref il dessinait dans l'espace la forme idéale que le médecin devait occuper. Après le philosophe, le médecin n'est-il pas le mieux placé pour régler le sort des hommes. [...] La médicalisation de la société contemporaine a maintenant accompli les vœux d'Avicenne, d'Ibn Khatima... Le positivisme de la fin du 19e siècle, la rhétorique sans fin des révolutions médicales ont nourri une espérance folle et une confiance démesurée. Les médecins [...] leur science n'est plus conjecturale mais prescriptive, et leur art de définir tend à se mouler dans le droit positif* ».

Toutefois l'immatérialité de la dimension humaine est un point central que partagent Aristote et Avicenne. Elle est supérieure à leurs yeux à toute autre forme d'acquisition matérielle pour la garantie du bien-être.

2.3 Approche mercantiliste

Cette école de pensée qui a vécu du XVIe au XVIIIe siècle se fonde sur la doctrine selon laquelle seule la possession des métaux précieux constitue la principale richesse. Elle s'est développée en Espagne en Grande Bretagne et en France où l'accumulation du capital sur l'échiquier national passait par une gestion stricte du stock physique d'or ou d'argent.

Des auteurs comme Ortiz ou Azpicueta (Espagne) à qui revient la paternité du premier énoncé de la théorie quantitative de la monnaie au XVIe siècle, puis Thomas More (1480-1535), John Lock (1632-1704) (G. Bretagne) - ce dernier étant l'auteur des considérations sur les conséquences de l'accroissement de l'intérêt et de l'élévation de la valeur de la monnaie - et enfin Antoine de Montchrestien (1575-1621) avec « *Le traité d'économie politique* » et Jean-Baptiste Say (1619-1683) sont des représentants de cette école. Ce dernier alors qu'il était Premier ministre de Louis XIV a été plus pragmatique que théoricien. Il a traduit par des réalisations les préceptes mercantilistes en favorisant le développement de l'industrie et du commerce (France).

Alors qu'en France l'assistanciel prenait un nouveau tournant au XVIIe siècle, les mercantilistes conformément à leur doctrine auront une approche différente de ceux pour qui l'assistanciel - préconisé et appliqué par l'église - est destiné. Leur souhait serait en effet de les faire travailler [J-M Dutrenit, (1989)]. Pour *J. Albo* poursuit Dutrenit, le travail est la forme adéquate et thérapeutique, mais aussi un gage de salut; en effet « *il n'est de richesse que d'hommes* » écrit J. Bodin. La prise en compte des dimensions humaine et sociale dans les préoccupations de cette école se situera bien sûr au travers de l'enrichissement dont profiteront les citoyens, et la poursuite de la natalité - pour plus de main-d'œuvre. La relégation au second plan de ces dimensions fera naître des défenseurs acharnés, chacun à sa manière.

2.4 Approche physiocratique (L'école physiocrate)

Jean François Quesnay alors médecin sous Louis XV de la marquise de Pompadour s'intéresse à la chose économique. Par analogie, il traite les faits y afférents en se fondant sur son schématisme relatif à l'ordre naturel, et son mécanisme d'autorégulation qui caractérisent le parfait fonctionnement du corps humain. Ainsi, il compare la monnaie au sang dont la circulation est bien régulée dans les conditions normales de vie. Par son Tableau économique, il introduit une conception « d'Etat stationnaire » à l'image d'un flux qui se reproduit à l'identique périodiquement.

La physiocratie du grec *phusis* (la nature) et *kratos* (la puissance) prône la primauté de la nature comme élément de production, sur le reste. Cette école de pensée (1750-1770) emprunte ainsi d'un côté à la théorie du droit naturel - selon laquelle le pouvoir du souverain ne doit aller à l'encontre du droit naturel qui est primordial- dégagée par J. Locke, et de l'autre au circuit économique de Boisguilbert - la prééminence de l'agriculture dont les produits sont nécessaires, sur l'industrie - promue par Colbert.

A l'instar de Boisguilbert J.F. Quesnay fonde sa théorie économique sur la corrélation qu'il y a entre le piètre état de l'économie française de la fin du XVIIe siècle (fin du règne de Louis XIV) et la décadence de l'agriculture au bénéfice des industries manufacturières. De cette théorie, Quesnay dégage un circuit économique qui comporte trois classes auxquelles il reconnaît des valeurs très différentes : la classe des agriculteurs dite classe productive grâce à son apport à l'économie; la classe des propriétaires fonciers qui reçoivent des rentes grâce aux agriculteurs, ils ne sont donc d'aucune utilité à l'économie; et enfin les artisans, commerçants manufacturiers qui constituent la classe stérile. Il dit cela non pas parce que l'industrie est inutile, mais justement parce que, à selon lui celle-ci ne produit aucun supplément de revenu net. Pour Quesnay seul le travail de la terre a de la valeur marchande, mais pas celui des services.

Dans son *tableau économique* considéré comme la première recherche scientifique économique [D. Flouzat, (1991)]. Quesnay décrit la circulation des activités économiques en France. A travers cela, il apporte un éclairage nouveau sur ce qui est de nos jours appelé le revenu national. Ainsi son approche globalisante des données quantitatives de l'économie fait de lui l'un des précurseurs de Keynes et des experts des comptes de la Nation.

2.5 Approche classique (les classiques)

Les économistes de la pensée classique dès le milieu du XVIIIe siècle - à travers déjà des physiocrates - consacrent la fin de la subordination de l'analyse économique à la dimension éthique ou politique. Il faut attendre la fin du XVIIIe siècle en pleine mutation économique et sociale - passage d'une économie agricole à une économie industrielle - pour voir émerger l'école classique anglaise avec A. Smith qui en est le fondateur, Malthus, Ricardo et J.S. Mill.

Le décollage économique si cher à Rostow qui l'a théorisé, a eu lieu en G. Bretagne (1780-1800) puis en France (1830-1860). Il n'est rendu effectif en France qu'après sa réalisation dans l'ordre en Belgique, aux Etats-Unis, en Allemagne, en Suède au Japon et en Russie.

- Les classiques anglais : pour ces auteurs, la situation d'équilibre des grandeurs économiques ne se réalise que tendanciellement mais à long terme (prix naturel de Smith) La croyance dans l'existence de mécanisme équilibrant les grandeurs économiques constitue le fondement théorique de cette école.

L'économiste Adam Smith professeur de philosophie morale à l'Université de Glasgow est à l'opposé du système mercantiliste et soutient dans son livre « *Recherche sur la nature et les causes de la richesse des nations* » (1776) une théorie libérale démontrant l'extensibilité de la notion de richesse et donc de sa production. Tout en proposant l'intervention minimale de l'Etat, il lui assigne cependant le rôle d'assurer la défense nationale, la protection et la promotion des services publics. Alors il prône le « *laisser faire* » et le « *laisser passer* » car dit-il, l'individu par une « *main invisible qui l'aide à promouvoir un objectif qui ne faisait pas partie à l'origine de ses intentions* » parvient à prendre part au jeu du mécanisme que sous-tendent les lois naturelles, la liberté d'action des individus mus par la recherche de leur propre intérêt (*hédonisme*). Si l'on extrapole cette liberté d'action des individus n'est pas sans rappeler celle dont bénéficient les différents acteurs du secteur de la santé en France. Le « *laisser faire* » dans le rapport médecin/patient l'un des particularismes du système français de la santé, n'est pas étranger toutes choses égales d'ailleurs, à la croissance des dépenses. En effet des milliers d'individus dans le cadre d'économies décentralisées font leurs choix économiques sur la base du marché et d'autres sources d'informations, et l'on peut remarquer que leur motif n'est pas l'intérêt social [F. Hahn, (1986)]. En se fondant sur la métaphore de « la main invisible », Hahn reconnaît en Smith le premier économiste à théoriser le marché. Car souligne-t-il, il lui a donné la dimension d'un ordre spontané - *l'ordre naturel* social et économique - résultant de la combinaison des intérêts individuels dont « *la théorie de l'équilibre général dans sa formulation classique due à Arrow* [F. Hahn. p.209, *La théorie de l'équilibre général*, 1986] et Debreu [K. Arrow et G. Debreu, 1954] *constitue le point d'achèvement.* » [G. Debreu, (1959)]. C'est « *ainsi, écrit A. Smith comme dans la théorie des sentiments moraux, les motifs égoïstes de l'homme mènent le jeu de leur interaction au plus inattendu des résultats : l'harmonie sociale » [Les grands économistes*, R-L Heilbroner, op. cit.].

Pour sa part Malthus pasteur anglican, explique dans «*L'Essai sur le principe de population*» (1798), les causes de la paupérisation qui sévit pendant la révolution industrielle. Il conclut que «*la population livrée à elle-même croît en progression géométrique, les subsistances, la nourriture croissent en progression arithmétique* ». Le pessimisme fondamental de Malthus lui fait dire qu'« *Un homme qui naît dans un monde déjà occupé si sa famille ne peut le nourrir, ou si la société ne peut utiliser son travail, n'a pas le moindre droit à réclamer une portion quelconque de nourriture; il est réellement trop sur la terre. Au grand banquet de la nature*, il n'y *a pas de couvert pour lui. La nature lui commande de s'en aller, et elle ne tarde pas elle-même à mettre cet ordre à exécution* » [*Petites Histoires des Grandes Doctrines*. p. 85-86 . Daniel Villey - Colette Neme I itec éd. Genin, (1985)].

Dès lors Malthus est hostile au social qui par définition est antinomique à l'économique. Par rapport à la « loi des débouchés» (*toute offre crée sa propre demande*) de J. B. Say, il rétorque que la surabondance d'épargne constitue un « risque d'engorgement général des marchés » donc une absence de demande qui freinerait l'activité économique.

De son côté Ricardo contribue fortement à la formation de la théorie économique en publiant « *des Principes de l'économie politique et de l'impôt.* » (1817) D'après lui, la valeur des biens détermine le prix d'équilibre de longue période. Il estime que tout bien ou service est certes l'objet d'une fluctuation de prix sur un marché donné, mais il reste qu'il y a un niveau de prix - dit prix d'équilibre - vers lequel le système d'économie tend. La loi ricardienne des coûts comparatifs soutient que le libre-échange permet à chaque nation d'un système à condition que le capital et le travail soient immobiles, d'obtenir une plus grande quantité de produits avec la même quantité de travail. Ensemble avec les classiques ils ont pris l'option de ne pas expliquer le prix des biens en longue période par l'utilité qui est du domaine du subjectif. C'est ainsi qu'ils ont « *relégué l'utilité dans une sorte de ghetto théorique en l'appelant valeur d'usage* » [Cl. Jesua *Eléments. d'analyse Macro-économique*. Ed. Montchrestien, (1982)]. C'est la notion de valeur-travail que retiendra Ricardo, car dit-il, la valeur des biens est relative à leur coût de production.

Ainsi les trois économistes classiques ci-dessus, sur la base de la loi de population de Malthus, estiment que le bien-être *(welfare)* prend plutôt naissance dans le travail « *animé par l'effort uniforme, constant et ininterrompu de l'homme pour améliorer sa condition* » [A. Smith]. Alors, Ils comptent apporter la preuve de la perversité des *Poor Laws* parce qu'ils sont potentiellement générateurs d'une surpopulation et par conséquent sources de la baisse des salaires et de l'augmentation des pauvres. Il s'avérera en effet que suite à une enquête menée en 1832 par Naussau Senior à la demande du Parlement anglais, l'on constate un effet de baisse de l'aide sur les salaires alors qu'elle représente une sorte d'indemnité à l'imprévoyance voire à l'abandon des enfants. Ceci explique deux ans après l'enquête, la position du parlement (à travers le *Poor Law Amendement Act*), consistant à prendre des mesures drastiques pour l'allocation de l'aide.

J. Stuart Mill souligne de son côté l'état stationnaire de l'économie ce qui correspondrait à la « croissance zéro » dont il est le précurseur. Ceci résulterait de l'accumulation croissante du capital alors que sa rémunération proportionnellement à la valeur du produit global tend à décroître. La production qui finira par ne plus augmenter a pour corollaire la stabilisation de la population au niveau qu'elle aura déjà atteint. A la fin des années 1860, Mill dans les *Principes* récuse la doctrine du fonds de salaires et à travers cela, la théorie de la valeur travail. Mais c'est à la suite des travaux de Thornton et Longe sur le marché du travail expliquant le caractère pervers des fonctions d'offre et de demande, que

Fleeming Jenkin dégagera en 1870 les courbes d'offre et de demande [M. Blaug, (1992)].

Mill se rend célèbre par sa prise de position dans son ouvrage *System of logic* (1843) par rapport au courant utilitariste en Angleterre. C'est alors qu'il introduit une approche nouvelle par le renouveau du caractère positif de la logique dans la découverte de la vérité. Tout en insistant sur la nécessité d'une objectivité dans l'appréhension des faits positifs, Mill recommande la prise en compte de la dimension psychologique. Ainsi, il « *tend à modifier la morale utilitariste pour la rendre, pense-t-il plus adéquate à exprimer la nature humaine dans sa dimension spirituelle* » [François Ducheneau, op. cit., p. 129, (1973)]. Pour lui il faut aller au-delà de l'unique quantification des plaisirs dans le calcul de l'utile, l'aspect qualitatif des plaisirs dans la réalisation du bonheur importe surtout.

- Les classiques français : J. Baptiste Say vulgarise les thèses anglaises mais parle à travers sa loi des débouchés, de la possibilité de réaliser par la production globale, soit un excédent, soit un déficit par rapport à la dépense globale. Il fait remarquer l'impossibilité des crises de surproduction. Selon lui la production globale est égale au total des revenus distribués. S'il y a déséquilibres, ils ne peuvent qu'être sectoriels entre l'offre et la demande par rapport à un marché particulier poursuit-il. Cependant il a toute confiance aux ajustements des prix pour corriger à court terme l'équilibre sur les différents marchés. Il revient à J-B. Say de reconnaître explicitement aux services (transport commerce...) de la valeur contrairement aux physiocrates. Dans son *Cours complet d'économie politique* (1829) J-B Say formule son regret de voir le concept « *économie politique* » prospérer au lieu de celui « *économie sociale* » qui concerne l'ensemble du corps social.

Dans l'ensemble les analyses classiques se caractérisent par le libéralisme doctrinal qui prône le non-interventionnisme de l'état, le « *laisser-faire* » fonde cette école. Celle-ci subit l'influence de Montesquieu, Turgot et Condorcet selon lesquels le déterminisme social au même titre que le déterminisme physique permet de tracer des principes généraux, de bonnes lois sociales partout et tout le temps. Les réformes sociales qu'ils préconisent tiennent tant à des raisons humaines qu'à des raisons sociales. Alors elles viennent en appui à plus d'exigence de rationalité dans l'action publique avec pour objectif, l'adéquation des moyens mis en œuvre avec la réalisation de l'« intérêt général » - le calcul économique entrait dans sa phase nouvelle d'évolution certaine à partir du XVIIIe siècle avec la philosophie des lumières.

2.6 Approche néo-classique (Les marginalistes)

L. Walras (le mathématicien) fondateur de l'école de Lausanne S. Jevons en Angleterre et C. Menger (psychologue en Autriche) innovent par leurs travaux en introduisant le concept de marginalité (d'où leur autre nom de marginalistes) dans la détermination du coût et du prix. Le rôle du mathématicien V. Pareto - il prendra la direction de l'école à la suite de Walras - est aussi déterminant. C'est à cette école que revient l'introduction de l'analyse micro-économique.

A travers la théorie du consommateur tant important chez Jevons - déjà dans « *Brief Account of a General Mathematical Theorie of Political Economie* » il brossait la théorie de la valeur basée sur l'utilité marginale vers 1860-, les néo-classiques cherchent à expliquer de manière rationnelle un fait empirique. Ce qui donne schématiquement sur l'axe de X, Y une courbe de demande décroisante et une droite à pente négative d'où l'existence d'un prix d'équilibre. Les résultats obtenus font suite à un ensemble de propositions dont les unes forment les hypothèses nécessaires des autres, ainsi on en retient quatre :

. tout individu est mu par la recherche d'une satisfaction maximale;
. les utilités des divers biens en jeu ont une dérivée seconde négative;

. alors, la maximisation de l'utilité est effective dans le cas de l'égalisation des utilités marginales;
. ce raisonnement transposé dans le cadre de la demande atteste que la courbe de demande a une pente négative.

Ainsi la notion de valeur et par conséquent la fonction de production et de demande prennent toute leur signification respective. Le prix d'un bien ou service n'est plus fonction uniquement de leur coût de production comme c'était le cas jusqu'alors, mais de l'utilité qu'ils inspirent. Les marginalistes un siècle plus tard s'inspireront de l'école utilitariste, dont Bentham est le chef de file - avec lui James Mill et John Stuart Mill - bien que la différence d'approche entre Mill et Bentham soit bien établie.

Un aperçu de ce qu'est l'utilitarisme ne serait pas inutile si l'on veut cerner au mieux la notion de l'optimum et la controverse qu'elle soulève quant à sa détermination.

L'utilitarisme qui se rapporte à la vie morale et sociale se pose comme science synthétique de l'étude des phénomènes y afférents. C'est alors que Bentham pense que l'« *utilité* » comme chose irréductible, est l'expression du bonheur, de l'épanouissement dont la quête du niveau optimum est inhérente à la nature humaine. En ordonnant la philosophie juridique, politique et économique au travers de l'interrogation « *y a-t-il compatibilité ou incompatibilité des intérêts individuels?* », il recommandera ainsi comme norme à la fois pour les citoyens et les gouvernants, la réalisation de l'utilité du public. C'est en cela qu'au-delà du plus de bonheur personnel Bentham souligne, il faut « *le plus grand bonheur du plus grand nombre* ». Mais alors apparaissent les limites de l'utilité lorsqu'il s'agit de rendre compatible le bonheur individuel avec celui général. (2)

Toutefois l'utilitarisme comme « *principe moral* » se définit chez Sen Amartya [*Ethique et éconiomie*, p. 38, (1993)] en trois exigences élémentaires :

- la « *théorie du bien-être* » qui établit une stricte corrélation entre « *la qualité d'un état de fait (et) l'information sur l'utilité relative à cet état de fait* »;

- le « *classement après sommation* » qui a pour critère de n'évaluer « *l'information sur l'utilité relative à tout état de fait* » que par rapport à l'ensemble des utilités observées;

- « *le conséquentialisme* » selon lequel « *les choix des actions, des institutions, des motivations, des règles, etc* » doivent être faits en fonction de « *la qualité des états qui en résultent* ».

Pour Sen, la théorie de l'optimum trouve son prolongement dans la théorie du « bien-être » - et au-delà à travers le « *conséquentialisme* » - selon laquelle l'Etat intervient en corrigeant la distribution des revenus, compensant les effets externes (pollutions atmosphériques par exemple) et en créant des biens collectifs. S'il importe pour Bentham d'imposer à l'Etat la réalisation des intérêts individuels il n'en va pas de même pour les adversaires de l'économie du bien-être. Il reste que pour ces derniers, le critère parétien n'a de sens que dans l'appréciation de l'efficacité du capitalisme. Cependant, Sen Amartya souligne : « *(Il est un fait) que le critère utilitariste, lorsqu'il est associé à des utilités non comparables, produit une mise en ordre partielle des classements sociaux non ambigus, et que cette mise en ordre coïncide exactement avec le classement social produit par le critère de Pareto* » [op. cit., p.38,.].

Selon la théorie néo-classique, l'utilité qui fonde la valeur d'un bien n'est pas celle de la quantité totale du bien acquis mais l'utilité de la dernière unité de ce bien qu'il soit possible de se procurer. Cette dernière unité ou unité additionnelle est l'utilité marginale. L'utilité marginale d'un bien X parfaitement divisible, est la variation de l'utilité totale U pour une variation infinitésimale (infiniment petite) de la quantité consommée :

$$Um = U'(X)$$

ou

$$UmX = dU / dX$$

L'utilité totale U d'un bien X quelconque, mesure la satisfaction globale que l'individu retire de ce bien. Ainsi le niveau de U est fonction de la quantité du bien X, alors :

$$U = U(X)$$

Le principe de l'utilité marginale décroissante traduit la diminution progressive de la densité de satisfaction ou de l'utilité ou du plaisir que ressent un individu au fur et à mesure que, la quantité du bien qu'il consomme augmente. Alors lorsque la consommation atteint un niveau de satiété ou de saturation et ce, à un niveau donné de quantité du bien X, la dernière unité correspond à un niveau d'utilité le plus bas c'est-à-dire 0, d'où schématiquement :

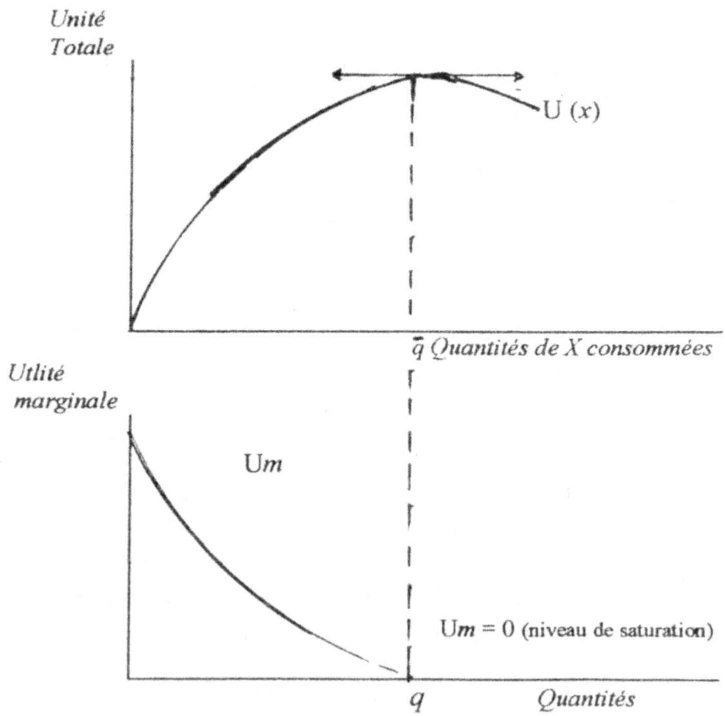

L'utilité totale et l'utilité marginale

Ainsi, le prix et la quantité sont dorénavant intimement liés autrement dit, l'offre et la demande sont généralement indissociables quant à leur évolution sur le marché. La quantité est une fonction inverse du prix c'est-à-dire quand le prix augmente la quantité demandée diminue et vice versa.

Pour revenir au couple offre/demande compte tenu des différents niveaux de prix qu'il peut susciter, il importe de souligner la nuance introduite par les marginalistes autour de la notion de valeur. La dichotomie en faite entre la valeur d'usage et la valeur d'échange a son importance. Elle n'est pas sans rappeler le fameux paradoxe de la valeur de l'eau et du diamant datant de la nuit des temps. A ce propos Adam Smith fait remarquer « *comment se fait-il que l'eau, élément si utile, ait un prix si bas, alors que les diamants, objets parfaitement inutiles, atteignent des prix si élevés?* » Dès lors les notions d'utilité ou d'usage et par ailleurs d'échange permettent de trancher. En fait la valeur d'usage qui traduit l'utilité d'un bien ou service par rapport au besoin qu'il inspire, est subjective car « *c'est la satisfaction que [...] procure la consommation d'un (bien ou service) [...].Cette satisfaction étant insaisissable, si ce n'est par le sujet qui la ressent, est indicible, même pour lui(...) est donc non communicable en un langage intelligible* » fait remarquer [Dieterlen P., p. (1994)].

Walras dans *Eléments d'économie politique pure* axée sur la définition et l'identification des lois naturelles - à l'instar de la physique au sens de Newton - souligne que « *la demande doit être considérée comme le fait principal, et non l'offre comme un fait accessoire. On n'offre pas pour offrir, on n'offre que parce qu'on ne peut pas demander sans offrir, l'offre n'est qu'une conséquence de la demande* » [op. cit.p.76]. Si la théorie du comportement du consommateur suppose l'utilité étant une quantité que le consommateur se doit de maximiser de façon à penser « interpréter et prévoir son comportement », il reste qu'une fonction d'utilité n'est qu'un moyen de sérier les préférences d'un individu face à différentes alternatives « réelles et hypothétiques ». Ce qui par rapport aux choix d'un individu, n'apporte pas plus d'explication qu'une courbe de production-transformation ne le fait sur l'état de la technologie [M. Blaug, p. 417, op. cit.]. Et l'auteur poursuit : « *Cependant, dans l'économie du bien-être, l'utilité est une quantité qu'un individu « devrait » maximer ou que la société « devrait » l'aider à* maximer. *Dans ce cas, l'utilité est réellement un concept quantitatif, tandis que dans la théorie du comportement du consommateur basée sur l'utilité ordinale, l'utilité n'est pas proprement parler une quantité mais simplement un indicateur de choix.*» [op.cit. p.417]. Ceci étant, ce n'est pas non sans intérêt qu'on fera remarquer la perspective *statique* de l'approche des néo-classiques contrairement à celle à long terme dynamique des classiques [D. Flouzat, (1991)]. La première « neutralise » le comportement actif du consommateur pour n'en retenir que la « norme et les résultats ».

Alors la valeur d'échange (le prix), une conséquence de la demande et par ailleurs la valeur d'usage une expression de celle-ci, « *s'inscrivent toutes deux dans une unité dialectique de la marchandise* » selon les néo-classiques. Sur la base du lien organique entre l'une et l'autre valeur, toute action restrictive de la demande mène à l'ajustement de l'offre. Walras souligne pour expliquer l'équilibre général, l'importance de la prise en compte de l'équilibre simultané de chaque marché particulier au-delà de l'équilibre macro entre l'offre et la demande. Pour lui, l'état d'équilibre est un « *état idéal et non réel. [...] Mais c'est l'état normal en ce sens que c'est celui vers lequel les choses tendent d'elles-mêmes sous le régime de la libre concurrence* » [cit. par H. Brochier p. 29, op. cit.].

Toutefois dans les travaux d'analyse économique Walras introduit la nuance impliquant trois axes d'études : l'économie politique pure (précitée), l'économie appliquée qui a pour caractéristique l'étude des moyens les plus économiques possibles d'utilisation de ces lois naturelles - la différenciation entre les deux n'a eu une réelle « dimension dialectique » qu'au milieu du XXe siècle - et l'économie sociale ayant fait l'objet de cours à Lausanne de 1870 à 1892, traduit la valeur morale de ces applications [E. Bidet,

(1997)]. A propos de ces dernières, il contribue aussi à prôner la *self-administration* dans la mouvance des « Equitables pionniers de Rochdale ». C'est alors qu'il publie en 1865 comme ouvrage, les *Associations populaires*.

2.7 Approche « sociale » de l'économie

Le constat d'échec de la réalité capitaliste par la non traduction concrète de la trilogie « Liberté, Egalité, Fraternité » par rapport l'espérance née de la Révolution de 1789, sera à l'origine de réactions multiples et diverses. Le courant associationnisme qui émergera dans les années 1810-1820 et se poursuivra jusqu'à la fin du 2nd Empire, traduira l'une des manifestations dominantes du corps social. Henri de Saint-Simon (1760/1825), Pierre Leroux (1797/1871) et Charles Fournier (1772/1837) en représenteront la mouvance « utopique »; Blanqui (1805/1881), Louis Blanc (1811/1882) et Proudhon (1809/1861) eux seront de la mouvance « réaliste ».

Vu le particularisme voire des limites de « *l'économie politique (comme) la science des lois qui président à la formation, à la répartition et à l'accroissement de la richesse des peuples* » Charles de Coux [T. I, p. 53-54, du programme, 1834] un des précurseurs du catholicisme social suggère alors, que l'économie politique ait deux branches : une dite « économie réglementaire » relative à la législation économique, et l'autre « économie sociale » fondée avant tout sur le principe premier de l'existence de la meilleure Société possible. C'est en cela qu'il dit : l'« économie sociale » - qu'il situe au même niveau d'importance que l'« économie politique » (1844) malgré les doutes qu'avait Say - a «*pour principal objet la connaissance des lois de l'organisme social* ».

Deux traditions se dégagent, l'une sociale-chrétienne, l'autre laïque et socialiste. La première est marquée dès 1830 par le *Nouveau traité d'Economie sociale* de Charles Dunoyer. A la suite de cela c'est Frédéric Le Play qui s'impliquera remarquablement en pionnier avec, sa « *Société d'études pratiques d'Economie Sociale* », un *Bulletin* consacré a ladite société, la tenue d'un *Pavillon* d'Economie Sociale aux Expositions Universelles successives (1867, 1878, 1889...) (1) et un « *Traité d'Economie Sociale* » (1891) Auguste Ott en buchézien convaincu publie en 1892 un « *Traité d'Economie Sociale ou l'Economie politique coordonnée au point de vue du progrès* ».

Léon Walras en 1896 publie les *Etudes d'économie sociale* [H. Desroche, 1982] qui a soulevé beaucoup de controverses parce que contraire à l'étiquette néo-classique qui lui est collée. Pour Walras compte tenu de la fracture entre l'approche mathématique et l'approche par les jugements de valeur de l'économie, il est nécessaire d'étudier la théorie économique par sa dimension sociale.

Il est important de souligner que Walras ne prétend prêter aux associations populaires de consommation et de crédit, une fonction à transformer la société contrairement à L. Blanc et P. Proudhon - de tradition laïque et socialiste. Il leur reconnaît plutôt la fonction d'éléments à part entière du système productif au sens de l'économie politique. Toutefois sa vision de l'économie sociale se fonde sur le rôle contributif de l'économique à la production de la justice sociale [E. Bidet, 1997, op. cit.]. Son implication est effective dans la promotion de la mutualité ou « *mutuellisme* » en créant le *Journal des coopératives* dont il assurera la direction le temps de sa durée, deux ans. Selon Hobson [Beat Bürgnmeier, (1994)] à la suite de Ruskin dont il est l'élève, l'on ne peut réduire l'économie au seul critère de maximisation des richesses comme nœud du questionnement permanent de la résolution des problèmes de l'homme. Cette prise de position tient au fait que généralement l'économique n'intègre pas l'approche normative (théorie de justice sociale) si indispensable pour la compréhension des problèmes économiques et sociaux. H. Desroche fait remarquer qu'en effet il y a « *à un bout, une économie philanthropique d'assistance privée, à l'autre bout, une économie publique de services régulateurs, avec dans l'entre-deux, quelque chose comme l'économie solidaire de Charles Gide* ».

Dès lors l'approche walrasienne et gidienne de l'économie sociale semble recouper les mêmes préoccupations réparatrices des excès du capitalisme. En fait, justement pour Gide (de tradition sociale-chrétienne) tel que l'écrit Marc Pénin, l'économie sociale permet d'« *agir contre la fatalité des lois naturelles [...], d'introduire de l'éthique dans l'économie politique [...], de concilier la justice avec l'équité* » [cité par E. Bidet, op. cit. p. 10]. Dans sa définition de l'économie sociale Gide l'assimile à une « *économie volontaire, conjuguant une économie des actions solidairement endogènes et une économie des transactions contractuelles avec services publics.*

[Et il] *en brosse le quadryptique : économie du travail (de type syndical); économie de services (de type associatif); économie de prévoyance (de type mutualiste); économie d'indépendance* (de *type coopératif)* » [Desroche, op. cité, p. 174]. A bien constater, les mutations intervenues à partir des années 70 ont engendré de formes nouvelles de régulation socio-économique plaçant les associations dans des situations de « sortie de crise » « post-keynesienne ».

Sur la base des travaux récents, trois grands axes semblent se dégager en termes catégoriels pour situer les associations : par l'approche macro-économique l'on retient le tiers-secteur pour spécifier toutes les associations, par l'approche micro-économique l'on dénomme les associations économiques comme celles impliquées dans la satisfaction des besoins sociaux (santé, [...] loisirs...) presque comme les entreprises ordinaires et « *postulant un fonctionnement économique approprié à leurs structures appropriées* » [Desroche, op. cit.], et enfin celles qui, en raison de leur dynamique socio-politique œuvrent au titre de l'économie solidaire [D. Demoustier, (1997)].

A propos de solidarités Walras aura fait son choix car il ne conçoit pas la défaillance du marché et de l'Etat. De ce dernier Keynes à sa manière exigera beaucoup quant au rôle et à la place qui lui reviennent au plan économique pour garantir un social meilleur.

2.8 Approche keynésienne (Keynes)

J.M. Keynes d'origine britannique révolutionne la pensée économique suite à la crise de 1929 lorsqu'il tente de résoudre la situation économique catastrophique d'alors. Par la bonne problématique qu'il dégage lui-même : « *Qu'est-ce qui à un moment donné détermine le niveau de l'emploi* » il propose dans son célèbre ouvrage « *La théorie générale de l'emploi, de l'intérêt et de la monnaie* » (1936) des solutions conséquentes. Il est celui qui va marquer avec sa « *politique macro-économique* ». Ce qui fait l'originalité de la pensée keynésienne c'est l'introduction d'un nouveau mode de régulation de l'économie basée sur la politique volontariste de l'état à investir dans un large champ économique. Selon Keynes, « *le problème politique de l'humanité consiste à combiner trois choses : l'efficacité économique, la justice sociale et la liberté politique* » [cité par M. Beau et G. Dostaler dans *La pensée économique depuis Keynes*, Seuil, p.36.]. Dès lors, seules des réformes poussées montrant dos aux politiques conservatrices permettent cela.

La théorie keynésienne prône alors une politique économique basée sur le déficit budgétaire, l'état ne doit être défaillant et d'autre part, une politique monétaire par la création de monnaie de crédit. Ce sont là les deux instruments de sa théorie mais en situation de plein emploi. Comme seule la consommation permet la relance de l'économie, les grands travaux, les dépenses d'éducation etc... si chers à Keynes, sont la garantie entre autres d'une croissance. Keynes s'inscrivant dans la lignée aristocolienne et scolastique relayée par Sidgwick, Marschall et John Neville (son père), trouve en l'économie une science morale. Ce qui le conduit à écrire le 4 juillet 1938 à Harrod que « *l'économique est essentiellement une science morale et non pas une science naturelle. C'est-à-dire qu'elle utilise l'introspection et le jugement de valeur »* [cit. par M. Beau et G. Dostaler op.cit.].

Les théories keynésiennes de l'état face à « ses prérogatives » inspireront Lord Beveridge. La logique keynésienne en termes de politique économique est interventionniste, celle de Beveridge est aussi interventionniste mais en termes d'Etat-Providence par excellence. C'est à peu près à la même époque que Keynes, que Lord W.H. Berveridge dans un rapport à Churchill en 1942, recommandait le principe selon lequel, toute société en expansion et en paix se doit d'être à l'abri du besoin et des cinq « génies malfaisants de l'histoire » que sont : la maladie, l'ignorance, la dépendance, la déchéance et le taudis.

Notes

(1) F. Play est à la l'origine de la représentation de l'Economie Sociale aux Expositions Universelles. Il le fit pour la première fois dès l'Exposition Universelle de 1855. (G. Michel, « *L'Economie Sociale* », in l'Economiste français, 22 juin 1889) Et C. Gide confirmera, « ce fut à l'Exposition de 1867 que l'Economie sociale fit sa première apparition (...) On peut pourtant faire remonter le point de départ jusqu'à l'Exposition de 1855 (...) C'était Leplay qui était l'organisateur de cette exposition et c'était lui-même qui avait en quelque sorte baptisé l'Economie sociale en donnant à ce vocable sa signification spéciale ».

(2) Panorama des Sciences Humaines s/s Denis hollier Ed. Gallimard 1973.

Deuxième Partie

3. Le système de santé français, genèse et fondements théoriques

« L'aisance du peuple est la condition d'une liberté réelle »

Numa Mirad.

3.1 Les fondements ou justifications religieux (ieuses) de l'assistanciel

L'avènement de la Sécurité Sociale en 1945 trouve ses justifications dans les mutations successives au travers de la prolifération des associations à partir du consulat, des sociétés mutuelles à partir du Second Empire, et des Assurances Sociales au début du XXe siècle. La genèse du système d'assistance s'il faut la retracer, remonterait très loin dans le temps plus précisément à l'antiquité grecque où ont existé les premiers lieux d'accueil et de soins des malades et des indigents. L'assistance apportée notamment aux indigents à des fins de paix sociale inspirera la République romaine.

L'avènement du Christianisme fera naître une conception nouvelle de la vie portée par « l'âme charitable » que doit avoir chacun vers son prochain nécessiteux. De la période de l'église chrétienne primitive au VIe siècle les « *Diaconies* » ont eu mission d'accueillir les nécessiteux. On put remarquer que le concil d'Orléans inspiré par les dispositions édictées sous le pontificat de Simplicius (468-483), recommandait en 551aux évêques, d'affecter le quart des revenus de leur église essentiellement composés par la dîme à l'hospitalisation des pauvres et des voyageurs [J-M. Dutrenit, (1989)]. Et l'on situe en 549 à Lyon avec certitude, la création du premier hôpital asile du nom de Chilpéric Ier Roi de France.

Cette pratique se poursuivra en s'étendant comme en témoignent effectivement « *les textes du Ve et IXe siècles (qui) composent une anthologie des misères que l'hospitalité devait accueillir; à côté des indigents (egeni), voici les malades et les infirmes(aegrotantes, debiles, imbeciles, infirmi, contracti, ceci), les femmes seules, les veuves, les vieillards (decrepitati), les nouveaux-nés, les orphelins, les voyageurs regroupés sous le vocable de générique de peregrini, désignant les vagabonds aussi bien que les pieux pèlerins* ».

Chez les Bénédictins, la nécessité de secourir est d'importance, J. Imbert souligne : « *A Fleury-sur-Loire, au début du XIe siècle, le moine hôtelier doit, à l'appel de l'hôte survenant, se lever illico, puis, ayant ouvert la porte, se prosterner comme devant le christ* ».

En France c'est à l'an mille que l'on situe la multiplicité des hôpitaux à un millier. J-M. Dutrenit écrit « *Les docteurs de l'hospitalité et de la pauvreté de l'époque ont une conception de la souffrance comme occasion de progrès spirituel à la fois pour celui qui souffre et pour celui qui assiste. Comme les soins médicaux du temps sont assez précaires, en l'attente du miracle qui ne vient pas souvent, on assoit l'assistance sur une réciprocité entre ciel et terre : le bénéficiaire reçoit une aide matérielle et morale, le pourvoyeur reçoit une part de salut car « l'aumône éteint le péché »* [op. cit. p. 78].

Les confréries religieuses s'étendront sur le territoire généralement près des monastères, églises etc, des hôpitaux tel l'Hôtel Dieu (*Domus Dei*, maison de l'évêque) de Paris non loin de Notre Dame. C'est à partir du XIIe siècle que les fondations hospitalières se développeront le plus en France. Ainsi, les confréries professionnelles s'organisent en véritables sociétés de secours mutuels. L'exemple des statuts des fourreurs de vair parisiens du 10 février 1319 cité par J.F. Marignier [« *La France médiévale, institutions et sociétés* » [A. Colin, p. 307, (1970)] consiste pour chaque membre à bénéficier d'une couverture sociale. Par leur mode de fonctionnement, ces sociétés préfigurent l'assurance maladie. En effet chacun des membres doit s'acquitter de sa cotisation de 10 sous 6 deniers à l'entrée puis un denier par semaine. En cas de maladie, il perçoit 3 sous toutes les semaines de la durée de son arrêt maladie.

Jusqu'à 1350 les hôpitaux n'avaient pas recours aux médecins. C'est après la peste de 1350 que médecins et chirurgiens sont embauchés dans une trentaine de villes en France. On constate que le système assistanciel d'alors fondé principalement sur les hôpitaux et Hôtels Dieux, subvient aux besoins des populations concernées plus que celles-ci ne contribuent, et ce jusqu'au XIVe siècle [J-M. Dutrenit op. cit. p. 81]. A l'auteur de poursuivre « *Cela veut dire que le système d'assistance dominant est finalement pour cette période celui du déséquilibre protégé ($C-\Delta C/R+\Delta R$) contribue à terme à des crises socio-économiques. Peut-être même, peut-on voir dans cet état du système d'assistance une des causes de la lenteur du progrès scientifique, technique, économique et démographique des sociétés médiévales...* ».

3.2 Les fondements laïcs de l'assistanciel

Le XVIe siècle marque la fin du monopole de l'église dans les hôpitaux. Une ère de démystification de la conception chrétienne de la pauvreté et de l'assistanciel démarre doucement. L'hôpital devient à partir de ce moment Œuvre de Bienfaisance jusqu'au XIXe siècle [J. Imbert, (1966)]. Une évolution certaine des mentalités et dans le peuple et surtout chez les autorités politiques s'opère, ce qui donne une autre configuration à l'objet même des centres d'accueil et de soins des laissés pour compte, même si les mutations profondes tardent.

Déjà, en 1905 la municipalité de Paris sous la tutelle du Parlement de la même ville nommera huit bourgeois pour assurer l'administration de l'Hôtel Dieu. Plus tard en 1544, le même

Parlement se saisira des dossiers des hôpitaux de Paris. La foi chrétienne dans la pratique de la charité n'a pas disparu totalement mais se fera progressivement substituer par la Bienfaisance de la puissance publique (la royauté et les municipalités) - à titre de puissance tutélaire déléguée auprès de pauvres par les riches. Cette nouvelle donne va se traduire par l'introduction de deux nouvelles dimensions dans la direction des hôpitaux. La concrétisation de la dimension professionnalisation et, celle économique et financière seront de rigueur. Dans la première dimension l'effort sera mis sur la médicalisation des hôpitaux en les répartissant par spécialisation de soins. Par la même occasion seront exclues des populations jusqu'ici concernées à savoir les vagabonds et mendiants dorénavant pris en charge par « *les bureaux des pauvres* » (fondés par François Ier, dès 1554) ancêtres des actuels bureaux d'aide sociale. La deuxième dimension repose sur des impôts nouveaux - que seuls payaient les propriétaires fonciers à l'époque - et l'exigence contributive de la part des assistés aux coûts des soins, ce qui traduit une volonté politique d'instituer la réciprocité positive [J-M. Dutrenit, op. cit., (1989)].

Le XVIIe siècle marquera le tournant décisif pour le sort réservé aux pauvres. Deux options sont en opposition l'une pour l'enfermement des indigents et le travail qui leur est imposé - les tenants sont principalement les pouvoirs politiques -, et l'autre qui consiste à poursuivre La Bienfaisance telle qu'elle a été pratiquée auparavant - la société civile en est la grande partisane, et Saint-Vincent de Paul est l'homme d'église qui défendra ardemment les pauvres.

En fin de compte le couple enfermement et travail sera effectif. En 1656 un édit institue l'hôpital Général de Paris regroupant cinq hôpitaux, puis d'autres en 1662 dans toutes les grandes villes. Cette option aura permis d'éduquer, former et sauver de la maladie ceux qui en avaient le plus besoin. Ce sont les enfants, adolescents et artisans qui représentaient la très forte majorité, mendiants et vagabonds étant très peu enregistrés. Le caractère carcéral des hôpitaux d'alors ne faisait plus de doute et en 1789 il n'était pas exagéré d'écrire : « *Les noms d'hôpital ou Hôtel Dieu sont devenus avilissants et ne servent qu'à éloigner, par un sentiment naturel, tous les sujets qui ont le plus besoin de secours et d'assistance* » [J. Imbert, (1966)] 2e éd « *Les Hôpitaux en France* », QSJ? n° 795 PUF. Nul doute d'autant que cela avait aussi comme objectif de garantir l'ordre public comme les Anglais l'ont fait plus tôt en 1601 à quelques nuances près, par la création des *Poor Laws* et des *workhouses*. Cette loi associait l'assistance avec la répression de la mendicité, et par ailleurs le travail obligatoire et le maintien au domicile communal. En résumé deux mots clé « génie » et « police » caractérisent l'idée de santé de la puissance publique. L'objectif affiché est d'assurer « *la tranquillité, la sécurité et la salubrité publique* ».

La loi du 19 mars 1793 stipule que l'assistance relève de la « charge nationale », mais le principe de nationalisation de l'ensemble des hôpitaux ne sera pas effectif et la laïcisation décidée posera des difficultés de fonctionnement des hôpitaux et les hôpitaux généraux prennent le nom d'hospices d'indigents. Dans l'ensemble le XVIIIe siècle se passera relativement dans une atmosphère plus indulgente vis à vis des hospitalisés, et la révolution bourgeoise mettra un terme au mode d'assistance « punitive » initié par la monarchie et finira par laïciser la charité.

3.3 Les fondements socio-économiques de l'assurantielle

Dans la mouvance revendicative ouvrière du XVIIIe par rapport aux abus du libéralisme, se dessinent les prémices de ce que F. Ewald appelle la « société assurantielle » [B. Guibert, (1968)]. L'auteur écrit, « La «protection sociale » des ouvriers relève tout d'abord d'une « autodéfense » illégale : caisses de secours, qui « *couvrent* » *souvent des caisses de grèves, des mutuelles, qui ne sont pas reconnues avant Napoléon III (1852), syndicats clandestins (à cause de la loi Chapelier), qui ne sont reconnus que sous la IIIe République (1884)* » poursuit l'auteur.

L'on verra apparaître au XIXe siècle un ordre nouveau de prévention et éradication de la pauvreté. La IIIe République rendra l'assistance obligatoire et confirme son caractère local. En effet lors du congrès de l'assistance publique en 1889 il a été décidé que : « *L'assistance publique est d'essence communale, c'est par la commune que doivent être désignés les bénéficiaires de l'assistance parce qu'elle seule est en situation de les connaître* ». Dans le contexte de libéralisme économique et politique d'alors, il finit par se produire une assurance qui intègre les principes qui « généralisent » et « collectivisent » le modèle libéral à partir du moment où les contractants sont susceptibles d'être collectifs et non individuels.

En Allemagne, Bismarck saisit très tôt les enjeux de la « question sociale » et décide par *le Sozial Staat* d'instituer un système d' « assurances sociales » (1883-1889) non plus à des fins de régulation des tensions et conflits qui donnent à la « protection sociale » une image négative, mais pour des objectifs plus économiques [B. Guigert, op. cit (1968)] de « réciprocité positive » [J-M. Dutrenit, op. cit. (1989)].

En France c'est petit à petit que les premières assurances sociales apparaîtrons au début de ce siècle-ci très exactement entre les deux guerres, ce qui aboutira à l'institution de la Sécurité Sociale en 1945-1946. « La société assurantielle » est instituée par le mode d'organisation d'entraide qui caractérise l'Etat-providence c'est-à-dire la solidarité. Depuis les « droits-créances » qu'implique cette dernière, sont venus majoritairement compléter le « droit » à l'assistance qui a des aspects communs avec la charité - facultatif, subjectif, pas impersonnel et non anonyme, particulier et non universel [B. Guibert, op. cit., (1968)].

Toutefois jusqu'à 1920, les structures hospitalières ne sont pas assez médicalisées mais elles assureront l'assistance aux pauvres et aux malades bien que le mode d'administration et de financement ait changé.

3.4 Les fondements politico-économiques à travers quatre systèmes

Dans bon nombre de pays l'assurance-maladie relève plus du domaine public que du domaine privé. C'est en effet les institutions publiques et non les assurances privées qui assurent la très grande part des couvertures. Principalement, ce sont des raisons économiques [J.Brunet-Jailly, op. cit.] qui fondent ce choix. Elles se résument comme suit en trois points :

- la disproportion de la capacité des assurances privées prises individuellement - et sous contraintes d'efficacité - par rapport à la gestion des risques de toute une nation les conduirait à des déséconomies d'échelle, ce qui nécessiterait l'intervention de la puissance publique. Les compagnies privées d'assurance-maladie dans la perspective d'une totale couverture de la population ne connaîtraient une efficacité marginale de leur investissement. Cela n'est possible que lorsque le taux d'escompte qui, « *appliqué à la série d'annuités constituée par les rendements escomptés de ce capital pendant son existence entière, rend la valeur actuelle des annuités égale au prix d'offre de ce capital* ». [J.M. Keynes, *Théorie Générale*, p. 150] Un pareil cas de figure n'est pas réalisable dans le domaine de la santé à cause des point autres points ;

- le risque de la sélection adverse qu'impliquerait la gestion de l'assurance-maladie par le secteur privé;

- le « risque moral » ou aléa moral « *moral hazard* » notion introduite par K.J. Arrow (1963) équivaudrait à faire supporter et aux assurés et aux non assurés, les coûts d'une consommation médicale plus importante - toutes proportions gardées - consécutive à l'assurance qui découragerait les activités d'auto-protection.

Ceci étant, il est à remarquer que lorsqu'il a fallu trancher pour le rôle majeur à jouer par l'Etat entre la garantie des soins et celle du pain aux populations, les économistes ou de Bismark ou de

Beveridge ont choisi le premier. Ceci pour des raisons liées au risque de déficit public chronique que comporte la gratuité du pain du fait même du caractère insatiable de l'homme. C'était ne pas compter avec l'évolution technologique et scientifique quant aux besoins nouveaux qu'elle implique en termes de besoins de soins.

La France pour sa part après les multiples formes de protection sociale de la santé qu'elle a connues au fil des siècles décide de mettre sur pied un système d'inspiration pluriel mais dans lequel l'Etat est impliqué. Un aperçu du système français et de trois autres qui l'ont inspiré aiderait à mieux situer les différences.

1) Le système français de la protection sociale de la santé a subi l'influence des expériences allemandes avec le système Bismarck, anglaises initiées sous l'égide de Lord Beveridge et celles Nord américaine sous Roosevelt. Tour à tour le système s'est structuré par strates d'actions relevant à la fois de l'assistance, de l'aide sociale à l'assurance et de la solidarité. Sa généralisation à l'ensemble des populations se fera progressivement au fil du temps c'est-à-dire sur plus de trois décennies après son institution. Ceci conformément aux exigences du Préambule de la Constitution française de 1947 puis reconduit en 1957. Il dit : « *La nation garantit à tous, notamment à l'enfant, à la mère et aux vieux travailleurs, la protection de la santé, la sécurité matérielle, le repos et les loisirs. Tout être humain qui en raison de son âge, de son état physique ou mental, de la situation économique, se trouve dans l'incapacité de travailler, a le droit d'obtenir de la collectivité des moyens convenables d'existence* ».

Pour schématiser, le système français de la santé est dual avec pour ambition à l'origine en 1946, de réaliser les objectifs « béveridgiens » avec les moyens « bismarckiens » [Bruno Palier et Giuliano Bonoli, (1995)] tel que l'a souligné Pierre Laroque à l'époque : « *La formule que nous entendons appliquer en France est intermédiaire entre ces deux systèmes* ». (1) Cependant son mode de financement est fondé sur les cotisations assises sur les seuls revenus d'activité. Le système français du fait qu'il soit composite de deux visions distinctes, le rend difficile à décrypter et donc à classer poursuivent Palier et Bonali puis de citer François - Xavier Merrien : « *Si l'on se concentre sur le système de sécurité sociale, la France entre clairement dans le modèle conservateur-corporatiste de l'Etat-providence. Cependant si l'on inclut les aides sociales et les prestations familiales, la France se rapproche du modèle universaliste, social-démocrate* ». (2)

2) Le système Bismarckien dit d'« assurances sociales » repose sur l'assurance professionnelle qui est obligatoire. Le lien établi entre activité sociale et protection sociale ouvre des droits sociaux au travailleur et aux membres de sa famille. Ce système de protection légal et caractérisé de socioprofessionnel s'articule autour de Caisses d'Assurance Maladie sous tutelle de l'Etat fédéral, et gérées par les partenaires sociaux comme c'est le cas en France, en Belgique et en Autriche. Cependant chacune des 500 caisses devant fixer son taux de cotisations - qui varie entre 11 et 16% et qui tend à diminuer - est responsable de son équilibre financier.

3) Le système Beveridgien, dit de « sécurité sociale » ou « système national » est légal et repose quant à lui sur le principe de la solidarité avec une couverture garantie à toute la population. Il assure alors des prestations universelles ou sous conditions de ressources (*means tested*), mais dans la majorité des cas ces prestations sont forfaitaires (*flat rate*). Le principe de financement limité résultant d'une approche *ex ante* des coûts, est appliqué avec rigueur. Le système de santé au Royaume-Uni est nationalisé (*The National Health)* et donc géré par les pouvoirs publics en collaboration avec les associations caritatives. Son financement est assuré particulièrement par l'impôt - ce qui serait contraire au souhait de Beveridge selon qui le financement devrait se faire par les cotisations - auxquels s'ajoutent les fonds du système de politique sociale (*social policy*). Une petite part seulement revient aux assurances privées. Le Royaume-Uni pourtant réputé plus libéral en politique économique que la France, ira plus loin que celle-ci en termes de logiques sociales.

Le système anglais ressemble à celui de la Suède et des Pays-Bas à la différence que, dans le dernier cas, ce sont les assureurs qui gèrent et en plus ils bénéficient de la liberté de choix.

4) Aux Etats-Unis le système de santé contrairement aux trois précédents est conventionnel et socio-privé. C'est l'employeur par le biais des assurances d'entreprises et par ailleurs des mutuelles de compagnies d'assurances qui le gèrent. Il faut toutefois souligner que la puissance publique américaine intervient de façon non négligeable dans le financement de la santé à travers *Medicare* pour les personnes âgées et le *Medicaid* pour les indigents.

Les différences paraissent d'autant plus importantes qu'elles permettent tout au moins de clarifier le débat en offrant une meilleure visibilité sur le cas français. Ce système ayant tenu tout au long des périodes d'expansion trouve sa justification dans le « *salariat moderne* » conjugué avec l'interaction croissance économique/Etat-protecteur résultant d'un processus historique que K. Polanyi appelle « *grande transformation* » ou « *l'Etat de croissance* » (3) Il souligne : L'Etat conduit tout essentiellement par son fait protecteur, mais le lien organique entre « *croissance économique et croissance de l'Etat social* » ne résiste pas à l'épreuve des mutations en cours et à venir.

Les dispositions législatives régissant la Sécurité Sociale n'ont pas en ce qui les concerne muté en conséquence du retournement de la conjoncture économique [S. Beye, (1996)]. La pluralité des régimes caractérisant le système français tient à une logique structurelle et davantage historique. Aujourd'hui il semble être en inadéquation avec les mutations économiques en cours et le sera davantage avec celles à venir. En effet on peut dire que la non-réalisation de la trilogie des trois « *U* » «*Universalité* » (couverture pour tous), « *Uniformité* » (même prestation pour tous), « *Unicité* » (un seul régime pour gérer tous les risques) instituée par Beveridge, ouvrait déjà une voie vers un pilotage à vue du système français[S. Beye, (1996)].

Bernard Guibert fait remarquer : Qu'« *En conclusion l'hétérogénéité et la complexité du système juridique de la protection sociale semble démontrer que le perfectionnement de l'Etat en Etat-providence est inachevé : son perfectionnement le simplifierait. D'abord sans doute il supprimerait la multiplicité des régimes. Il les affranchirait du même coup de leurs déterminations socio-professionnelles qui sont devenues des rigidités un peu anachroniques à une époque où la mobilité professionnelle subie ou voulue bouscule les anciennes appartenances à des métiers ou à des statuts. Par contre cette même mobilité suscite déjà de nouveaux risques qui appelle une gestion ex ante, comme le crédit-formation, plutôt qu'ex poste. Enfin l'universalité serait de droit* » [op. cit. p. 1408. (1995)]. Et à l'auteur de poursuivre si cette histoire n'est pas achevée, c'est parce qu'elle fut à l'image de la *« question sociale » au XIXe siècle, essentiellement conflictuelle et que le compromis français actuel sanctionne sans doute une espèce d'armistice social ».*

Notes

(1) Citation reprise par B.Palier et G. Palier chez Join Lambert dans Politiques sociales, Presse de Sciences Politiques, Dalloz, 1994.

(2) F.X Merrien « *L'Etat providence entre permanences structurelles et tensions sociales* », contribution au colloque « *La fin des modèles suédois* », Paris, centre culturel suédois, janvier 1995.

(3) R. Castel « *Les métamorphoses de la question sociale* », Fayard, 1995.

(5) $C\text{-}\Delta C/R+\Delta R$: voir plus en détail p.81, Dutrenit J. M. Gestion et évaluation des services sociaux coll. Gestion Ed. Economica 1989.

4. La santé entre nécessité et obligation

4.1 La santé : la difficile question de sa définition, de son enjeu et de ses perspectives

« *La santé est la chose la plus importante* », est souvent repris comme slogan classique quand on est frappé par le risque de la non garantie du maintien et/ou de l'amélioration de son état de bien-être. « *La santé un bien pas comme les autres* » [R. Launois, (1988)] souligne le caractère particulier de sa représentation dans la satisfaction des besoins sociaux. Par ailleurs « *La santé a un coût mais n'a pas de prix* » pris dans le sens de la quasi-impossibilité d'évaluer une vie humaine, et « *la santé n'est pas un marché comme les autres* » [S. G. Karsten, (1995)], appellent la remarque pertinente de la difficulté de cerner, voire traduire à la fois étymologiquement et concrètement qu'est-ce que la santé. Ce que l'on retient à la fois de tous ces points de vue et notions relatifs à la santé, c'est l'évidence avec laquelle y est jumelée l'idée de « social ». En fait ils ont en commun de traduire la plénitude sociale dont prétend jouir tout individu. Dès lors le sanitaire et le social sont deux appendices d'une même réalité.

Ainsi, l'OMS (Organisation Mondiale de la Santé) souligne dans sa première définition en 1945, que la santé relève du droit fondamental de l'homme. Et dans le Préambule de sa Constitution du 22 juillet 1946, elle définit la santé comme étant « *un état de complet bien-être physique, mental et social, et ne constitue pas seulement en une absence de maladie ou d'infirmité[...] (et pour) tout être humain (il est fondamental quelle que soit) sa condition économique ou sociale* ». A la suite de cela bien après, la Déclaration d'Alma-Ata du 12 septembre 1978, la Charte d'Ottawa du 21 novembre 1986, les Recommandations d'Adélaï du 5-9 avril

1988, puis la Déclaration de Sundsvall du 9-15 juin 1991, qui ont en commun pour schématiser l'objectif de promouvoir les soins de santé primaires, sont venues renforcer l'idée force de la constitution. Particulièrement la Charte d'Ottawa (1986) qui découle de la première conférence pour la promotion de la santé, « *mettait le monde au défi de mener une nouvelle action de santé publique en réaffirmant que la justice sociale et l'équité sont les préalables de la santé et qu'une action de plaidoyer et de médiation était le moyen d'y parvenir* » [OMS, *Les Recommandations* du 5-9 avril, (1988)].

Dès lors, l'OMS à travers sa conception de la santé, affiche une folle ambition d'élargir le fait d'un individu d'être sain, au domaine social. Les recherches menées sous le nom de *Mind body research* souligne le caractère indissociable du social, du mental et du physique. En effet, l'on n'a jamais assez souligné que la santé n'est pas que les soins garantis. La pauvreté est génératrice de soucis, et le manque met les parents en situation d'humiliation. Et la pauvreté au fil du temps mine la santé, car les nuisances sonores, l'insalubrité, les habitats indécents etc, finissent par atteindre le corps et l'esprit. C'est là le témoignage d'une participante au Colloque de l'OMS (Bruxelles, 1993). Combattre cela a amené justement l'OMS à inscrire sa volonté de promouvoir la santé dans *« une démarche visant, par des mesures individuelles et collectives, à augmenter la capacité des personnes à maintenir et à améliorer leur santé et leur bien-être »*.

Déjà en 1987 ladite organisation mondiale présente à Rennes son projet Ville-santé, un an seulement après que l'idée fut retenue à Lisbonne par son Bureau Européen. Au cœur du dispositif un comité intersectorielle municipale, avec pour objectif de se conformer aux orientations définies au travers de la politique de la santé pour tous, chère à l'OMS. Au total, près de 400 villes participent au réseau Ville-Santé et deux plans quinquennaux (1987-1992 et 1993-1998) ont été réalisés, un troisième (1999-2003) est prévu et même un quatrième selon la déclaration faite lors de la rencontre Ville-Santé en 1995 à Amadora.

En mai 1995 lors de sa 46e Assemblée Mondiale, elle adopte une stratégie liant les problèmes de santé à l'environnement dont l'idée date de 1977 avec pour objectif « *La santé pour tous en l'an 2000* ». En terme clair l'OMS souligne : « *le principal but des Etats membres de l'OMS au cours des prochaines décennies serait l'atteinte pour l'an 2000 par tous les individus d'un état de santé leur permettant de vivre une vie productive sur le plan social et économique* ».

La définition de la santé de façon bien centrée paraît difficile d'autant que les avis peuvent être divergents entre médecin et personne suivie médicalement, entre autres exemples. Par rapport à la définition de l'OMS, l'on peut constater que si elle a le mérite d'être salutaire pour avoir couvert la plus large dimension de l'être humain dans la perspective de non-souffrance, stress, il n'en demeure pas moins que sa traduction au plan opérationnel est quasi impossible à accomplir.

Déjà la France sur la base des indicateurs sociaux issus des travaux de Bernard Cazes (1972), pour éviter au mieux toute équivoque par rapport à la notion de bien-être complet, qualifie la santé d'un être humain par rapport à sa capacité d'utiliser aussi complètement que possible son potentiel psychique, somatique et affectif [A. Labourdette, (1988)]. Mais bien que l'acception française de la santé soit plus appréhendable, son application n'en est pas moins facilement opératoire. D'après une enquête du CREDOC en février 1993 auprès de 2030 personnes, l'opinion générale « sur ce qu'est la santé » renvoie à la science médicale quant à sa production, se fonde sur le principe de rationalité, d'optimum, de rigueur de gestion, alors que selon elle (l'opinion), la santé doit être vouée à un minimum, voire aucun contrôle dans sa distribution. De l'avis d'un plus grand nombre d'entre nous, la santé est rationnée. L'idée de la santé dégagée de l'opinion, est celle qui au-delà de l'absence de maladie - au sens de l'OMS -, intègre les notions de plaisir, liberté ou autonomie.

Au-delà de la divergence de points de vue sur la conceptualisation de la santé, celle-ci ne présente t-elle pas des difficultés au niveau de sa production et de sa distribution pour satisfaire le plus grand nombre possible d'individus ? L'offre et la demande de santé se conçoivent-elles comme pour les autres biens et services ?

4.2 Le « marché » des biens et services médicaux

On ne peut parler de « marché » au sens de la théorie néo-classique quand il s'agit des biens et services médicaux, d'autant que le système français - et au-delà - de la santé ne présente pas un mécanisme qui permet une régulation de l'offre et de la demande fondée sur la liberté des prix.

4.2.1 Le concept de marché

Le marché par définition est le lieu de résolution maximale sous contrainte financière des besoins exprimés par les uns (les consommateurs pour la demande) grâce à la proposition des biens et services adéquats, faite par les autres (les vendeurs pour l'offre.) Autrement dit pour simplifier, le marché est le lieu physique ou non, de la rencontre de l'offre (la production) et de la demande (la consommation.)

Cependant la fixation du prix à un niveau donné ne procède pas d'un effet de hasard ou d'improvisation. Le niveau de prix sur un marché « normal » tient au fait que le principe d'économicité est observé. Autrement dit le principe de la rationalité économique qui anime tout agent économique en théorie, permet la meilleure satisfaction des besoins la rareté des ressources oblige. L'homo-œconomicus imprime son choix d'un bien ou service par rapport à l'utilité (*« ophélimité»* selon Pareto) escomptée. Toutefois pour des raisons diverses et multiples, la demande de santé échappe aux critères de réalisation de l'optimalité parétienne.

4.2.2 Singularité et complexité du « marché » des biens et services médicaux

La relation triangulaire faisant intervenir le patient, le médecin et la Sécurité Sociale (Etat) résume à la fois la singularité et la complexité sous-jacentes du système sanitaire en France. Les multitudes et diverses caractéristiques singulières telles la socialisation des dépenses de santé, les prix administrés consacrent la limite du système en tant que « marché ». Sur le « marché » des biens et services médicaux, c'est la rencontre du « Pouvoir médical » (l'offre) et du Patient (la demande) caractérisée par l'absence de toute contrainte économique et par conséquent une absence du principe d'économicité.

La garantie d'une couverture sociale à 95% de la population par un organisme public, en d'autres termes l'intervention de l'Etat providence pour l'acquisition des biens et services médicaux repose sur des mécanismes d'échange à l'opposé de ceux du marché classique. Ainsi, la régulation de la fonction demande et celle de l'offre sur le marché de la santé est atypique à partir du moment où il n'y a pas confrontation par rapport à la variable financière c'est-à-dire le prix, bien sûr essentiellement pour le secteur I. Le débours ou ticket modérateur étant relativement insignifiant par rapport à l'enjeu, à savoir l'intérêt qu'il y a à reconstituer le capital santé, fonde en partie le comportement boulimique *(le risque moral)* du demandeur. Ceci est d'autant plus légitime et justifié que ce dernier n'est ni l'acheteur principal ni le payeur. Ne pèse sur lui aucune contrainte à limiter sa demande au-delà du juste nécessaire - nous le développerons plus loin.

Cette différence de comportement et d'attitude du *patient-consommateur* s'explique par la différence du rapport de celui-ci au marché et d'autre part, au budget.

4.2.2.1 De la concurrence imparfaite...

Les limites de l'approche néo-classique de l'offre et de la demande dans le domaine de la médecine ambulatoire s'expliquent au plan théorique par le fait que :

- d'un côté le caractère non pur et imparfait de la concurrence sur le « marché » de la santé, est révélateur par l'absence du principe de la transparence pour l'acheteur ;

- de l'autre le patient-consommateur de biens et services médicaux que nous appelons *consommateur-passif* est un consommateur atypique. En effet ce dernier n'atteint le « marché » qu'en transitant par le médecin que nous qualifions de « *conseil en achats* ». Celui-ci est au centre du dispositif triangulaire *Patient-Médecin-Sécurité Sociale*. Dans son rapport au patient prédomine généralement le souci d'efficacité opérationnelle par le fait qu'il recourt souvent aux techniques modernes. L'offre de fait est alléchante et encore plus rassurante pour le patient parce qu'elle apporte quelque chose de nouveau en termes d'avancées médicales perçues comme gage de meilleurs soins. Cet état de fait confère davantage au médecin un pouvoir à caractère monopolistique d'où sa position virtuelle de « *price-maker* » au lieu de « *price-taker* ».

Dès lors l'hypothèse du pouvoir bicéphale n'est pratiquement pas plausible. Par ailleurs le principe du consentement éclairé qui sous-tend la rencontre *patient-médecin* est plutôt théorique du fait notamment de l'asymétrie d'information. Le pouvoir médical est effectif. Et le cas de figure du modèle de monopole discriminant reformulé par J.P Newhouse (1970) puis R.T. Masson et S. Wu (1975) à la suite des travaux de R. A Kessel (1958) se vérifie dans le cas d'espèce de l'offre et de la demande de services médicaux.

4.2.2.2 ...à la demande plutôt que l'offre.

Notre choix d'hypothèse explicative d'une des causes déterminantes des dépenses de santé par la demande plutôt que par l'offre, trouve sa raison d'être dans la grande liberté ou possibilité d'achat dont bénéficie le patient demandeur. Ce dernier dans la position de consommateur classique, c'est-à-dire par rapport aux biens et services classiques offerts n'a pas la même latitude de choix. Pour toute explication c'est la contrainte financière - levier de commande de la quantité demandée - et non le niveau de l'offre des biens et services malgré leur différence de nature selon que la demande est exprimée par le patient ou le consommateur classique qui est déterminante. Dans le cas de figure de la consommation de biens et services médicaux il n'y a pas de contrainte financière à laquelle est soumis le patient (exception du cas de débours considérable), alors que dans la situation de consommation classique l'on ne peut faire abstraction de la contrainte financière.

Ainsi la valeur d'échange (le prix) qui est une conséquence de la demande et l'expression de cette dernière c'est-à-dire la valeur d'usage, s'inscrivent *« dans une unité dialectique de la marchandise »*. Ce qui traduit qu'elles sont irréductibles et étroitement liées. Par conséquent toute action limitative sur la demande conduit à l'ajustement de l'offre. L'intérêt pour nous de cette optique par la demande est de ne pas se tromper dans l'identification du problème le plus significatif et par conséquent éviter de prendre des mesures correctives certes consécutives au problème retenu mais non effectif. Dès lors les solutions apportées sont inadaptées à la situation concrète qui est confusément perçue.

Il nous [S. Beye, (1996)]paraît peu rigoureuse l'idée selon laquelle les dépenses croissent à cause de l'offre des biens et services médicaux alors même qu'en théorie marketing *toute offre ne fait que s'adapter à la demande actuelle et potentielle.* Et Walras de souligner dans « *Éléments d'économie politique pure* » (p76), que « *La demande doit être considérée comme un fait principal, et l'offre comme un fait accessoire. On n'offre pas pour offrir, on n'offre que parce qu'on ne peut pas demander sans offrir; l'offre n'est qu'une conséquence de la demande* ».

En théorie, le consommateur classique disposant d'un budget, fait son choix de biens et services en connaissance de cause dans l'optique bien sûr de réaliser le niveau optimum de satisfaction. Mais cette démarche ne peut s'appliquer dans des conditions normales au domaine de la santé. En effet le patient même s'il agit après une alerte objective ou non de son état de santé déprécié en se rendant chez le médecin, il n'y va pas ayant à l'esprit, de consommer avec ce que cela suppose comme niveau de satiété identifiable par conséquent quantifiable, mais dans le souci de se soigner coûte que coûte sur la base du droit absolu que lui confère le système de protection [S. Beye, op. cit.]. Alors la combinaison d'une demande potentiellement amplifiable exprimée, et d'autre part d'une offre qui résulte du médecin à haute autorité décisionnelle débouche sur des situations particulières non observables sur les marchés des autres types de biens. En effet il est une réalité que, le médecin en situation de concurrence monopolistique et fort de son pouvoir discrétionnaire, produit une quantité de services Q qui suppose que le coût marginal Cm est égal au revenu marginal Rm :

$$Cm = Rm$$

Mais l'introduction sur le marché d'intrants nouveaux diffère la réalisation de l'équilibre dans une période plus longue. Toutefois le médecin en situation de concurrence monopolistique se basant sur un mode particulier de tarification arrive à conserver son niveau de profit optimum par rapport à une courbe de demande totale à pente (élasticité-prix) inchangée quel que soit le type d'équilibre - de courte période ou de longue période. [S. Béjean, (1994)]

En réalité le médecin est le seul décideur. En référence à *la théorie de la défense des intérêts du malade* [S. Peltzman, (1973)] il jouit d'un pouvoir décisionnel fondé sur son expertise en conséquence d'un certain nombre de valeurs. Dès lors la part de subjectivité dans le choix et donc dans l'acte d'achat y est présente. M. O. Carrère (1987) abondant dans le sens de J.P Dupuy et S. Karsenty (1976) propose la prise en compte aussi chez le médecin, de la rationalité médicale et psycho-sociale par opposition à la rationalité économique. En effet à la demande primaire formulée du patient s'ajoute la demande induite de soins [R. Evans, (1974)] relative au pouvoir de monopole du médecin souligné plus haut, sans que les frais de consultation n'augmentent, alors qu'il a un accroissement des quantités demandées. Mais sur le marché de la santé, la demande de soins serait-elle sujette à l'offre? La question reste ouverte malgré les différentes méthodes utilisées [R. Launois, (1990)] pour y répondre. Par exemple la consommation de soins par habitant rapportée à la densité médicale [H. Faure, S. Sandier et F. Tonnelier, (1977)] qui établit une réelle corrélation ne doit pas forcément conclure à un lien de cause à effet. Difficile de trancher entre le modèle classique (la loi de l'offre et de la demande) et le modèle avec induction dans l'accroissement de la quantité consommée.

En conclusion l'effet inducteur n'est identifiable que dans la mesure où les honoraires en valeurs et le volume des consommations médicales produites dans des conditions d'égale qualité augmentent. Cette hypothèse ne s'applique que dans une situation de marché où les honoraires sont libres, ce qui n'est pas le cas français sauf dans le secteur II, ce qui reste minoritaire.

4.2.3 La santé, « bien public ou bien privé »?

La question du caractère public ou privé de la santé ne peut être tranchée de façon simple tant le domaine des biens et services médicaux est à la fois complexe et spécifique. Toutefois, si le caractère privé d'un bien ou service est lié à la pratique d'un prix rémunérateur pour celui qui offre, et d'autre part à la mise en concurrence sur un marché qui est réelle entre offreurs mais aussi entre différents biens ou services alternatifs, l'on peut déduire que la santé en général n'entre pas dans cette catégorie. Par ailleurs le principe même de la déontologie médicale excluant de fait tout risque de privation totale des populations de la consommation des soins, fonde l'impossibilité de concevoir les soins médicaux sur une pure logique mercantile. En effet, les critères discriminants qui caractérisent le bien ou service privé le VTT ou la visite du parc de loisirs par exemple, n'entrent pas en ligne de compte dans la distribution des soins.

Et du point de vue du caractère public d'un bien ou service qui sous-tend l'idée généreuse d'une consommation totalement libre par tout citoyen c'est-à-dire sans contrepartie monétaire, l'on peut convenir que les soins médicaux ne sont pas systématiquement concernés quand on connaît les conditions de bénéfice d'une couverture sociale partielle ou totale. Sauf pour des raisons déontologiques voire éthiques on peut constater l'administration systématiquement de soins médicaux à des patients relevant de l'urgence.

Le principe de solidarité - appliqué à de degrés divers - fondé sur « *une approbation collective de partager les risques et les coûts relatifs à un bien nécessaire [...] Les programmes de santé redistribuent de façon très large de sorte que toute personne qui participe financièrement au système comprend qu'il ou elle peut en profiter un jour.* » [R. Knox, (1993), cit. par Siegfied G. Karsten, (1995)]. Et l'auteur dont les travaux nous inspirent, de supposer la santé comme un bien public ou tout au moins quasi-public du fait des caractéristiques ci-dessus qu'elle comporte en partie. Cependant_compte tenu du fort taux de mortalité des non ou sous-assurés [Eisenberg, (1992); Elders, (1974); Haldey, (1991)] le marché génère moins de santé que l'optimum, et social et économique qu'on aurait pu en dégager, fait remarquer S. G. Karsten.

4.2.4 La santé est-elle un bien durable?

La santé représentée du point de vue de stock de potentialités tant physiques que mentales permettant à l'individu d'être pleinement autonome, autrement la santé considérée en termes de capital, est un bien économique comme le suggère Michel Grossman (1972) En effet l'acception de Karl Menger selon laquelle « *un bien économique est une chose apte à la satisfaction d'un besoin humain et disponible pour un usage* » fonde le postulat de M Grossman. Ce dernier est parvenu à la conclusion que la courbe de demande des soins médicaux d'un individu rationnel découle d'une demande sous-jacente relative à la santé.

Considérant que tout individu à la naissance est doté d'un «capital» de santé plus ou moins important, M Grossman estime que comme tout autre bien durable (automobile, maison...), la santé en est un. Alors dit-il, elle procure de l'utilité dans le temps à cet individu, mais cette utilité sera moindre ou importante en fonction du capital santé. Ci-après l'auteur fournit une explication schématique.

Sur la base où X représente un ensemble donné de produits, et S un quelconque capital santé, l'auteur déduit la fonction utilité ci-dessous :

$$\text{Utilité} = U(X, S)$$

Etant donné que l'élévation du capital santé S procure de plus en plus d'utilité U, l'hypothèse selon laquelle l'utilité autrement la satisfaction que nous procurent les autres biens et services représentés par X, devient plausible. Et partant du principe que la santé à différents niveaux d'élévation indique S(S1 , S2 , S3 , ..) correspondant à un ensemble de produits X(X0 , X 1 ,...) schématiquement on obtient des combinaisons multiples et possibles de X et de S à différents points A, B, C, D, - comme indiqué ci-dessous - permettant de tracer les courbes d'indifférence U1 , U2 , U3.

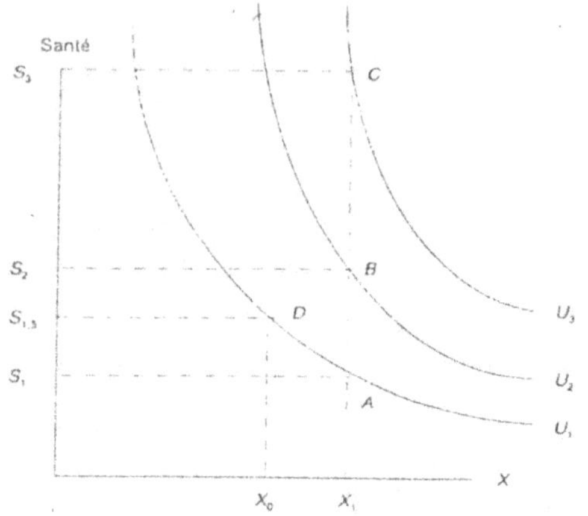

Schéma des niveaux d'utilité obtenus à partir de différentes combinaisons de S et de X.

Le schéma révèle que les points A(S1, X1) et D(S1,5 , X0) bien qu'issus de combinaisons différentes procurent un niveau identique de satisfaction U1, A et D sont indifférents aux yeux du consommateur par leur position sur la même courbe d'indifférence. Mais B(S2, X1) indiquant la courbe d'indifférence U2, est préféré à A et D. Le point C(S3, X1) indique une utilité U3 plus importante.

Par la caractéristique de la santé à produire de l'utilité pour celui qui en est possesseur, elle permet à ce dernier d'avoir des gains par exemple à travers l'activité qu'il mène. La santé dès lors devient un bien d'investissement au travers des soins médicaux pour lesquels l'individu paye. Ainsi, l'évolution socio-culturelle des sociétés occidentale en corrélation avec l'élévation du niveau de vie, s'est traduite de plus en plus par une demande globale de soins, par conséquent une opportunité d'offre médicale.

4.3 La santé, un secteur économique...

Les données macro-économiques relatives au champ de la santé des années 1982-1992 et au-delà (étude du CREDES) révèlent l'importance économique que représente celui-ci. L'on constate que dans l'optique des dépenses, la part de la santé dans la formation du PIB est de l'ordre de 10% en 1996.

Déjà à partir de 1984 on enregistre une croissance continue de la contribution de la santé dans le PIB. La relative faiblesse de la consommation intermédiaire de la santé 34% contre 47% pour l'ensemble de la production nationale, est un des éléments explicatifs de cette croissance ininterrompue. Les gains de productivité enregistrés au niveau de l'ensemble des secteurs de la santé exception faite du secteur de la fabrication de matériel médical sur 7 années (1985-1992) - le maxima et le minima respectivement pour le secteur pharmaceutique et les hôpitaux publics -, ont été plus importants que sur la totalité des branches de l'économie. Alors que le secteur de l'industrie pharmaceutique et les grossistes répartiteurs ont des gains de productivité moindres, 1,4% entre 1989 et 1992 par rapport aux 2,5% pour 1985-89, ce qui est une tendance de l'économie nationale, les secteurs des hôpitaux tous secteurs confondus et les secteurs des officines eux connaissent la tendance inverse pour leurs gains de productivité.

4.3.1 ... à valeur ajoutée importante...

Compte tenu des gains de productivité de l'ensemble des secteurs de la santé et de sa relative faible consommation intermédiaire, le champ de la santé est un secteur économique à valeur ajoutée assez importante. Dans sa part de production de l'ordre de 632 milliards en 1992, la valeur ajoutée représente 415 milliards. C'est pratiquement à titre de comparaison, presque égale à celle de la branche « Transports et télécommunications », plus de deux fois plus importante que celle de la branche « agriculture, sylviculture et pêche » et plus de 50% par excès, que celle de la branche « énergie » [Source CREDES].

4.3.2...à marché porteur : l'exemple du sous secteur des réactifs et des instruments de diagnostic...

Il ressort d'une étude d'Eurostaf effectuée en 1991, que deux effets cumulés sont à l'origine de l'importance du marché des produits diagnostic. D'une part l'effet « amont » sur le système productif à savoir l'offre consécutive pour l'essentiel à l'avancée technologique avec la mise sur le marché du kit employant un anticorps monoclonal en 80 et kit de détection du virus de l'hépatite B en 83, et d'autre part l'effet « aval » relevant de la demande. Celle-ci est la résultante de « *l'épidémiologie et des comportements de prescription ou d'auto surveillance* » souligne l'étude.

Pour les *home tests* par exemple, en 1994/95 l'estimation pour le marché français est de 69 millions de dollars contre 151,7 en unité monnaie identique pour le marché européen quatre ans plus tôt (1990) [Source CLINICA] L'on enregistre une importante évolution à la hausse des ventes des *home tests* de grossesse et d'ovulation, soit de 40 millions de francs en 1983, puis 90 millions de francs (Source Quotidien du pharmacien) En termes de volume, 2,2 millions d'unités ont été écoulées en 1989.

Quant aux pathologies nouvelles et émergentes et plus singulièrement le sida, l'on constate que c'est avec leur parution que les services de réactifs simples ont rapidement connu un développement notamment dans le secteur lucratif. Le marché français est estimé en 1989 à un montant au-dessus de 3 milliards de FF, et il est en constante progression de l'ordre de 15% l'an [Source CLINICA].

4.3.3 ...et une dominante dans la tertiairisation de l'économie

Jean Gadrey dans son ouvrage l'« *économie des services* » (1992) dont il est l'un des éminents spécialistes français atteste par son analyse s'appuyant sur divers travaux, de la prééminence des services dans les économies occidentales. Celles-ci sont devenues l'expression d'une époque nouvelle de système social « *post-industriel* » [Jean Fourastié Fuchs, Clark, Baumol etc.] promu dans les années soixante et soixante-dix comme approche macro-économique. Jean Bell soulignera le caractère notoire et continu de la tertiairisation de l'économie.

D'aucuns parlent à l'opposé de système social « *néo-industriel.* » Attali et Lipietz tenants de cette thèse vont au-delà en ne retenant pas comme critères essentiels, l'arrêt des coûts tertiaires pour le premier [1981] ou la « prolifération tertiaire » pour le second. [1980] Ils s'interrogent plus principalement, sur lesquels des biens et services, la consommation des ménages s'oriente davantage. Leur point de vue s'apparente plus à la théorie de la « *société de self-service* » de Jonathan Gershuny [1983] et Ian Milles [1978] d'approche microéconomique suite aux travaux de Becker Lancaster et Linder [Jean Gadrey, (1992)].

De notre point de vue, avec la relative banalisation des biens médicaux tels que *les home tests* évoqués plus haut, c'est en fait les biens mais surtout les services de santé qui sont vendus. Ces derniers trouvent leur champ d'application élargi lors de leur production domestique qui se confond avec la consommation finale, et attestent de la démocratisation de certains biens supérieurs. Le développement des diagnostics depuis ces trente-cinq dernières années est instructif, et s'inscrit dans un contexte socio-culturel nouveau voir évolutif au plan consommérial.

L'exemple du diagnostic *In Vitro* (à l'extérieur du corps humain) est patent. Ce type de diagnostic s'est démocratisé en corrélation avec les mutations socioculturelles intervenues tant au niveau des populations qu'au niveau des pratiques médicales. Le diagnostic celui *In vivo* (dans le corps humain par la radiographie) aussi s'est démocratisé principalement grâce aux prérogatives de santé publique à la fois préventives et curatives traduites par la puissance publique.

D'autres travaux ont défendu des points divers sous l'angle d'attaque de la complexité et de la complémentarité. Thomas Stanbanck, Bearse, Karasek et Noyelle [1981] explique que la prédominance du tertiaire se fonde sur le triple phénomène de la « *complexification de la production, de la consommation et des échanges, et de la complémentarité des biens et services* ». Leur analyse de la complexification découle de la mutation et du « *how we produce* » (c'est-à-dire) complexité de l'organisation productive et du « *what we produce* » (c'est-à-dire) diversité et différenciation croissante des biens et des services, rapidité de changement » [Jean Gadrey, (1992)].

4.3.4 La santé un enjeu dans les échanges mondiaux

Il est un fait que, quelles que soient les thèses ci-dessus, il y a convergence de points de vue en qui concerne l'essor que connaissent les services dans le secteur de la santé - avec l'industrialisation et l'internationalisation imposante du tertiaire. C'est ainsi que Michel Rocard, alors Premier ministre, déclarait dans les colonnes du Monde, que l'avenir de la France tient au 8e round commercial du GATT qui débute à Punto Del Este en 1986. Là seront définies les règles du jeu du commerce international pour le début du XXIe siècle. Fait marquant pour la première fois dans les discussions sur les échanges internationaux, les services sont inclus dans l'objet de la négociation tellement ils ont pris et continuent à prendre de l'importance. En effet J. Bell dans sa théorie de la société « *post industrielle* » à la suite des précurseurs, apporte la preuve de la poursuite de la tertiairisation de l'économie en portant tout l'intérêt notamment sur la vérification empirique de la loi d'Engel comme preuve indéniable du transfert systématique des besoins - par rapport aux biens primaires, secondaires, puis supérieurs plus souvent des services - consécutif à la hausse du revenu.

Du point de vue de la puissance publique, l'enjeu est d'autant plus important que la France se situe au 2e rang des exportations de services après les Etats-Unis. Les échanges internationaux de services connaissent un rythme de croissance de 27% l'an et devrait connaître un nouvel essor avec la vague de libéralisation. Mais, au regard de la faible position des industries françaises sur le marché national de la santé - de 1979 à 1986 sa part de marché mondial passe de 8% à 6,7% -, la France se devait de batailler sur le terrain des services lors des négociations mondiales.

Pour cause à titre indicatif les marchés des diagnostics du cancer du diabète et de l'hépatite iront en se développant continuellement [Eurostaf, (1991)]. La déclaration le 24 avril 1990 lors de la conférence à New-York de M. Bauer vice-président de Boston Biomedical Consultant Inc est l'expression de l'enjeu de taille que représente « *le marché du diagnostic du cancer (qui) va être intéressant dans les années à venir avec une croissance de 11% par an dans les 5 prochaines années* ». En 1995 le marché mondial a en effet représenté en estimation, plus de 500 millions de dollars.

Pour le diagnostic du diabète en 1989, le marché mondial est évalué à 1260 millions de dollars dont une part du marché européen de l'ordre de 44,92% du chiffre d'affaires, soit 566 millions (données 1990) et il est en évolution continue à un taux de +20% par an. La France pour sa part connaît un développement de son marché d'un peu moins de 10% entre 1989 et 1993. Les données du marché mondial sont de l'ordre de 180 millions de dollars en 1990 avec une croissance annuelle de 15%. Au niveau français, le marché représente 28 millions de dollars soit 15,55% du chiffre d'affaires mondial [op. cit. (1991)].

Quant au diagnostic de l'hépatite en 1990, le marché mondial pour le test de l'hépatite B se situe entre 300 et 350 millions de dollars, quant au test de l'hépatite C, sa part de marché est estimé à 250millions de dollars.

Dans l'ensemble, à titre comparatif, le marché allemand du diagnostic a représenté en 1989, 1,25 milliards de DM dont 1,1 milliard du CA aux seuls réactifs et le reliquat, 0,5 milliard pour les instruments. En quatre ans (1984-88) ce marché a connu une croissance annuelle moyenne de 5%. Rapporté au marché français de même type, le marché allemand est de 108 fois en valeurs hors taxes.

4.4 La santé, un enjeu économico-social

Voilà plus de trente ans que le débat sur la santé suscite des interrogations tant l'enjeu économico-social qu'il représente interpelle les politiques, les usagers et les experts économistes. A ce titre, J.Brunet-Jailly [1995, p.1341] souligne :

« Que l'on considère les dépenses qui y sont consacrées ou les résultats qu'elles permettent d'obtenir, la situation est cependant paradoxale. Dans les pays occidentaux c'est le coût global très élevé et croissant qui inquiète, alors que les progrès visibles - ceux de l'espérance de vie par exemple - sont désormais extrêmement limités, et que l'effet économique de l'amélioration de l'état de santé apparaît douteux (du fait notamment de la structure par âge de populations) ».

Si la santé dans ses dimensions économiques et sociales présente un véritable enjeu tant au plan individuel que collectif, il ne paraît pas évident de la faire concevoir quant à sa consommation par tous dans la perspective d'intérêt général et non dans celle d'intérêt particulier. Ceci se traduit manifestement au travers de la différence de perception des uns et des autres en termes d'utilité subjective, et d'utilité objective.

4.4.1 L'utilité subjective fondée sur le rôle de la puissance publique de corriger les inégalités dans la consommation des biens et services médicaux entre pauvres et riches, bien que nécessaire ne suffit pas à agir en conséquence de l'intérêt général [J. Brunet-Jailly, 1995]. Et Samuelson [1958, 334] de justifier la difficulté sinon l'impossibilité de la puissance publique de combattre totalement l'iniquité :

« *Bien que l'optimum soit définissable, des individus rationnels, laissés à eux-mêmes, ne seront pas conduits par une main invisible vers le point de félicité. Au contraire il sera avantageux pour chaque individu rationnel de faire l'hypocrite, en essayant de marquer sa préférence pour le bien public, et en s'engageant dans d'autres manœuvres stratégiques en termes de jeux qui, lorsque tous y participeront, entraîneront nécessairement une perte nette d'utilité pour la société* » [cité par J. Brunet-Jailly op. cit .].

Avec la théorie des jeux devient possible la distribution des avantages tout en préservant le sens minimum de la rationalité, ce qui conduit à la recherche « *d'une certaine « justice » sociale, considérée comme la face éthique de ce dont l'équilibre économique serait la face positive* » [G.G. Granger, op. cit. p. 20]. Mais intervient une difficulté supplémentaire poursuit l'auteur, avec les théories du Welfare dont les contenus nouveaux donnés à l'avantage collectif et son rapport aux satisfactions individuelles, d'autant que dans des conditions normales soutient K.T. Arrow, généralement il est impossible d'agréger de manière cohérente l'utilité collective en termes de concept. Ainsi, face à la perplexité qu'inflige une telle situation Arrow suggère que « *toute fonction de bien-être collectif définissant un ordre social, doit être soit imposée, soit dictatoriale* ».

Compte tenu de ces difficultés combinées aux dérives comportementales face à la santé, se pose la question majeure de l'efficience de la production des biens et services médicaux. Par conséquent celle de l'utilité objective.

4.4.2 L'utilité objective des soins et d'équité dans leur production pose de son côté le problème de la distribution des soins. Cela devient complexe dans la perspective de la recherche de l'efficience. Le médecin, lui seul compétent techniquement au plan médical, et par son lien avec la déontologie médicale se verra dans l'obligation morale de distribuer des soins qu'il estimera en quantité et en qualité nécessaire à son patient. Il faut toutefois rappeler que « *L'éthique de la profession médicale est encore* *imprégnée d'une conception trop limitée. Elle remonte à une époque où les devoirs du médecin étaient régis essentiellement par une conception individualiste du « rapport singulier » entre le patient et son médecin »* écrit le Professeur Claude Beraud [1991, p.]. Aussi s'il est bien légitime de prendre en considération le coût économique de la santé, il n'en demeure pas moins que cela n'est pas la panacée pour la résolution de la production de soins de qualité. C'est en cela qu'il faut reconsidérer des arguments de jugement de valeur dès l'instant où pour certaines dépenses de santé, ce ne sont pas leurs coûts mais plutôt leur utilité par rapport à une certaine idée du sens de la vie qui doit être posée comme argument premier pour les limiter [Marie-Claire Celier *La santé en France, alternative à l'hospitalo-centrisme*]. Faudrait-il que l'équité prenne tout son sens dans la fonction production de soins? C'est évidemment souligne Aristote, l'équité qui permet de « *corriger la loi, dans la mesure où celle-ci se montre insuffisante, en raison de son caractère général* ».

Toutefois c'est dans la perspective de limiter objectivement autant que possible la croissance des dépenses de santé, que l'évaluation économique trouve sa légitimité et ce, dans le souci d'un meilleur mariage, entre les exigences médicales et les exigences économiques. Par l'approche de l'utilité objective de la production des soins médicaux, un nombre important de travaux empiriques dénommés Quality Ajusted Life Years (QALYs) et Multiple Indicators Multiple Causes (MIMIC) ont pu relativement cerner qualitativement et quantitativement l'état de santé des populations, les coûts relatifs des besoins en santé et l'incidence économique des pathologies [J.Brunet-Jailly, 1996]. Quand bien même qu'il n'est pas aisé de traduire en valeur monétaire ce qui relève de la vie ou de la mort et par ailleurs du bonheur d'un être humain [Dougherty, (1992); Smith, (1759)].

En effet à la question de la divergence des points de vue des acteurs en jeu dans l'appréciation de la place et du rôle de la santé à travers «... *la trilogie allocation - équité - régulation, traditionnelle en économie publique depuis Musgrave (1959), s'ajoute un critère spécifique lié à la fonction soin. Il est normal que ces points de vue entrent en conflit : les dilemmes efficacité/équité, équilibre microéconomique/équilibre macroéconomique,* [...] *font partie des choix que doit résoudre toute politique »* [Michel Mougeote, *Le système de santé.* p.31 (1986)].

4.5 La révélation des préférences dans l'appréciation de la qualité de la vie

Une tâche délicate que de vouloir traduire la qualité en référence très particulièrement à l'ambitieuse acception de la santé avancée par l'OMS qui au-delà de « *l'absence de maladie ou d'infirmité* » table sur la réalisation d'« un état de parfait bien-être physique, mental et social ». Plusieurs travaux ont été produits dans le sens de la mesure de la qualité de la vie dont ceux relatifs à l'intérêt manifeste pour l'espérance de vie sans invalidité par la méthode EVSI ou ELWD c'est-à-dire Expectation of Life Withouth Disability (1971) [Robine et alii, (1987)], le QALYs le plus couramment utilisé ces deux dernières décennies et le MIMIC. Ces deux derniers feront de notre part l'objet de développement.

4.5.1 Le QALYs

La méthode QALYs basée sur l'observation d'un sujet ou d'une population de sujets s'appuie sur l'expérience relatée à partir d'une grille de référence ROSSER - du nom de son inventeur - ce qui permet d'évaluer des stratégies concernant le(s) sujet(s) en référence à un critère pour la qualité de vie, et un pour la durée. Par exemple pour un patient qui doit suivre un traitement par pontage coronarien le QALYs servira à évaluer l'utilité de cette stratégie en termes de qualité de vie, en considérant d'un côté son état de santé suite au traitement, et de l'autre le temps qu'il passera dans cet état.

Techniquement le QALYs intègre les dimensions Incapacité et Anxiété bâtie chacune respectivement sur une échelle de 8 et 4 degrés comme indiqué dans la grille ci-dessous à partir de laquelle on peut déterminer une utilité multi-attribut par une fonction utilité U(...) [Lily Moto, op. cit.]. Ceci conduit par combinaison des deux dimensions, à considérer 29 situations de vie dans un cas simple voire 1300 situations [J.B. Jailly, op. cit.] et d'autre part les durées des situations observées. Les 29 situations de vie retenues sont celles réalisables - considèrent les auteurs - sur les 32 que l'on peut effectivement obtenir par la combinaison des caractères de fonctionnalité et l'Anxiété. Ils estiment impossibles en termes de situation de vie donc de vécu, les combinaisons de l'Inconscience avec une Anxiété Légère, Moyenne ou Importante autrement dit (VIII, B), VIII, C) et (VIII, D)

La grille QALYs

Fonctionnalité
I- Pas de dysfonctionnement.
II- Légère dysfonction sociale.
III - Dysfonction sociale importante.
IV- Importante limitation de l'activité professionnelle, personnes âgées, et ménagères limitées à des activités simples.
V- Incapacité à tenir un emploi, à poursuivre des études, personnes âgées incapables de sortir seules, ménagères incapables d'effectuer des tâches ménagères.
VI- Condamné à la chaise ou à la chaise roulante, ne pouvant se déplacer dans la maison sans aide.
VII- Grabataire.
VIII- Inconscience.

	A	B-	C-	D-
Anxiété				
	Aucune	Légère	Moyenne	Importante

4.5.2 Le MIMIC

La méthode MIMIC (*Multiple Indicators Multiple Causes*) traduite multiples indicateurs multiples causes, introduite par K.G. Jöreskog et D. Sörbom (1978) est comme le QALYs, un des moyens permettant à partir d'indices composites de situer l'état de santé des populations. Mais la difficulté réside dans la prise en considération aussi bien des variables comme causes, que des variables comme conséquences. Cerner les multiples variables affectant la santé des populations concernées pour en saisir les conséquences multiples qui en découlent, paraît d'autant plus délicat que le choix se porte entre des d'hypothèses plausibles de la relation cause à effet, et l'utilisation des techniques de statistiques descriptives [J. B. Jailly, op. cit.]. L'auteur précise : « *Une formulation simple de ce genre de modèle exige seulement que l'on distingue l'état de santé E lui-même d'une part des indicateurs d'utilisation des services de santé U et d'autre part des indicateurs d'état de santé I, mais surtout qu'on spécifie les groupes de variables qui agissent électivement sur les uns et sur les autres.* » Et du point de vue de la vérification empirique Wolfe et Behrman propose en 1984 l'exemple d'étude de l'état de santé des femmes au Nicaragua[cité par J. B. Jailly] et ci-dessous repris :

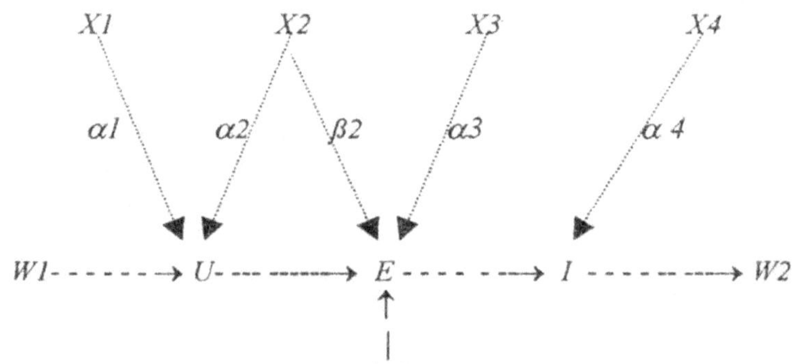

W1, W2 et W3 = résidents
α1, α2, ß2, α3, α 4 sont des paramètres
X1, X2, X3, X4 sont des vecteurs de variables dont on tire des enseignements, et par vecteur :

X1, des variables qui parallèlement à l'état de santé, aident à expliquer la quantité de soins sollicités à travers la protection sociale, l'importance de l'offre des services sanitaires, voire l'éducation...

X2, des variables tels que le revenu de la femme, son statut dans la vie active et son niveau d'instruction, mais aussi le revenu des autres membres de sa famille etc, ont un impact simultanément sur le recours aux services médicaux et l'état de santé;

X3, des variables comme l'âge de la femme, l'âge qu'elle avait lors de sa première cohabitation, la possibilité qui lui est offerte de se servir de l'eau courante ou un d'un réseau d'égoût entre autres ont une incidence sur l'état de santé;

X4, des variables telle que l'alphabétisation dont l'influence directe ne se ressent que sur les indicateurs d'état de santé.

A partir du cas ci-dessus étudié, deux choix s'offrent en termes de variables pour déterminer le recours fait aux services médicaux, il s'agit de l'examen médical subi pendant les six mois passés et d'autre part des soins reçus à l'occasion de la dernière naissance. L'intérêt est de cerner l'influence rétroactive de l'utilisation des services de santé sur l'état de santé retenu comme indicateur : le nombre de jours de maladie les six derniers mois, la détection d'une affection, d'une hypertension ou d'une typhoïde nécessitant un traitement etc...

Cependant réside la difficulté pour ce modèle et d'autres de traduire concrètement l'objectif-cible qui est celui de rendre effectif l'impact de l'utilisation des services médicaux sur la santé des populations rétroactivement.

5 La santé dans la perspective du « sanitaire et social », un secteur dual aux contours ambigus

Si la pratique sanitaire relève du strict champ de la santé c'est-à-dire des soins, il ne reste pas moins qu'elle est la résultante de mouvements sociaux de longue durée avant que toute disposition légale soit décidée. Celle-ci est intervenue progressivement depuis donc les décrets, lois de 1935 et 1938, jusqu'à la loi instituant la sécurité sociale le 22 mai 1946. En effet le patrimoine social et mutualiste acquis dès le début de ce millénaire conjugué avec les événements de la libération dans leurs aspects politico-économiques, sont les vecteurs essentiels à la base de la législation créant la Sécurité Sociale [Bernard Gibaud, (1986)].

La construction du sanitaire et du social s'est faite à petit pas et dans l'opinion et dans les faits, par étapes successives à la dernière évolution desquelles a émergé de nouveau, une difficile cohabitation entre *Economique de la Solidarité* et *Economie de marché* [Serge Koulytchisky, (1996)].

Après un relatif long développement sur le sanitaire (la santé), l'on est légitimement en droit de poser la question à savoir qu'est-ce que le social ?

Le substantif social est apparu dans les écrits de J.J. Rousseau « *Le contrat social* » et de Marx au XIXe siècle qui l'associe au monde de la production et donc du travail. Par ailleurs l'idée du social se trouve défendu par les courants « solidaristes » d'Auguste Comte, Louis Blanc, Proudhon et Léon Bourgeois. Le social ayant pour socle l'association et la mutualité, connaît une évolution dans les faits et dans le mode de production de ses services-gestion - en réponse aux besoins des populations de l'entreprise « les travailleurs non dirigeants » et au-delà, les ex ou partiellement travailleurs.

Ainsi l'expérience aidant au fil du temps, l'association tout en maintenant son particularisme « *non profit* », devient « Gestionnaire » en emprunte à la « *firm theory* » des outils, et de plus en plus elle s'installe dans l'économie de marché dans divers secteurs et plus particulièrement en nombre croissant dans le secteur de la santé [J-M. Glachant, (1994)].

La réémergence en force du mouvement associatif est la marque d'une inventivité sociale dans plusieurs champs d'intervention. Ceci se traduisant par la recherche de structures en adéquation au mieux, à l'établissement de nouveaux rapports répondant aux sollicitations spécifiques de populations précises, avec une approche de traitement des problèmes combinant vie/santé.

En effet, « *la dimension économique et la dimension sociale ne pouvant au quotidien se poser en termes dichotomiques mais complémentaires, parce que formant un tout par leurs mutuelles implications, supportent potentiellement ce qu'il est convenu d'appeler des « espaces différenciés de développement »* [S. Beye, (1989)] au niveau desquels, la gestion de proximité assurée pour la satisfaction des besoins sanitaires et sociaux permet la réhabilitation d'un bien-être général.

Alors apparaissent un genre nouveau d'entreprises « associationniste » ou d'associationnisme « entrepreneurial ». C'est surtout dans les pays anglo-saxons qu'elles ont une pertinence sous des dénominations variées telles que : *Organisation Non Profit* (ONP), Organisations à But Non Lucratif publiques et privées (OBNL), *Third Sector.*

L'aspect managérial ou entrepreneurial pris par le « *Non Profit Sector* », H. Mintzberg en souligne le caractère incontournable dans une société moderne. Il avance ainsi le concept de « *design* » qui pose en premier le postulat de la prépondérance de la finalité, de l'objectif, au sein de l'entreprise dans la perspective du dessein progressif de celle-ci [H. Minztberg à la Conférence aux XIII journées nationales des IAE Montpellier, fév. 1994, rap. par S. Koulytch. op.cit.].

Toutefois, le social connaîtra au fil des décennies un essor peu orthodoxe d'où la nécessité pour Desroche de souligner que dans « économie sociale » le substantif domine l'adjectif, comme si le « social » était subalterné à l'économique ». Ce qui selon lui appelle deux remarques :

- le social de l'économique qu'il suppose comme le versant entrepreneurial, concerne les entreprises en jeu étant ou devant s'inscrire dans une perspective associative.

- l'économique du social qu'il considère comme le versant associatif, concerne les associations impliquées dans la satisfaction des besoins sociaux (santé, [...] loisirs...) « *postulant un fonctionnement économique approprié à leurs structures appropriées* ».

Le développement d'une association dans la perspective d'entreprises économiques - pour exemple, les établissements adhérant à la FEHAP, les CAT (Centre d'Aide par le Travail) de plus en plus, et autres - ou du travail social et du développement communautaire - le cas des foyers éducatifs pour l'insertion des jeunes- n'exclut pas l'autre versant. Tant soit peu l'influence de chacun des versants se doit d'être mutuelle au risque de voir la dimension entrepreneuriale réduite à un *small* ou *big business* reléguant ainsi la dimension associative à l'assistance des « bonnes œuvres » [Desroche, op. cit.]. De la réalité conflictuelle potentielle entre « logique capitalistique » - pour les entreprises sanitaires privées au sens du marché - et « logique sociale » -pour celles qui ne relèvent pas du domaine concurrentiel- découle toute la difficulté de résoudre le dilemme entre « intérêt particulier » et «intérêt général» ou/puis « intérêt collectif », et par ailleurs dans un domaine où les principes de solidarité et d'équité ont jusqu'ici primé.

Le secteur sanitaire et social dans sa configuration associative s'applique à articuler les exigences de Management et celles de Solidarité qui semblent opposer gestion-efficace (dans le marché) à objectif social de maintien de lien souvent à l'origine [S. Koulytchcisky, (1996)].

Par rapport au champ de la santé dans ses dimensions sociales, humaines et culturelles, la question de la production des soins relève à la fois de l'épistémologie à savoir les justifications qui sont données à la fonction et de l'axiologie c'est-à-dire les valeurs que l'on y met selon des enjeux, des intérêts.

Si le sanitaire et le social présentent des difficultés de « cohérence doctrinale », il ne reste pas moins que dans leurs confrontations relatives à la Sécurité sociale qui est un véritable vecteur dans la production des solidarités, l'organisation mutualiste souvent à l'origine de controverses cherchera à faire prendre en compte la nécessité de satisfaction des besoins sociaux des populations, ce qui explique la difficulté de situer les structures associatives et mutualistes soit dans la sphère de l'Economie solidaire et celle de l'Economie de marché [S. Koulytchcisky, (1996)].

6. L'économie de la santé : genèse d'une approche disciplinaire

L'économie de la santé est une branche des connaissances théoriques dont la formulation officielle dans la sphère universitaire est récente en France, mais dont l'existence remonte à plusieurs décennies aux Etats-Unis. C'est avec les travaux de K Arrow (1970) « *Health Economics* » sur les dimensions économiques de la santé que tout démarre. Au fil du temps l'économie de la santé fera l'objet d'abondantes recherches. La nature privée des assurances maladie aux Etats-Unis, constitue un des éléments fondamentaux expliquant l'intérêt accordé en premier par les médecins. Cela implique des mesures de contrôles des dépenses et donc de leur impact économique.

En France, elle a émergé beaucoup moins pertinemment qu'aux USA à la fin des années soixante début soixante-dix. C'est à partir des débats théoriques et contradictoires suscités par les travaux du professeur J. Brunet-Jailly (1968) entre autres *L'Economie générale de la santé*, et l'alerte de l'économiste H. Guitton qui associe les concepts Economie et Santé à cause de la croissance continue des dépenses de santé - dont il avait déjà conscience - que la question est posée. L'Economique certes fondée sur le principe de la mesure monétaire des soins produits pour en tirer des conséquences et réajuster si nécessaire, et d'autre part la Santé sous-tendue par le serment d'Hippocrate sinon la philosophie de l'équité, ne sont pas antinomiques. Les économistes comme les médecins respectivement par association d'idée formulée différemment ont la même visée à savoir :

- connaître au mieux les coûts des soins en adéquation aux besoins en évitant les gaspillages et une éventuelle pénurie pour soigner le plus grand nombre de populations;

- soigner les populations selon les besoins contrairement au principe du rationnement.

L'économie de la santé est une discipline en interconnexion avec les autres disciplines tournées vers la problématique de soins, telles que la médecine, la sociologie, l'anthropologie, ethnologie etc. Dès lors son étude nécessite une approche transdiciplinaire. Toutefois, c'est à l'analyse économie qu'elle emprunte la problématique, la méthodologie et les outils d'où son appartenance à la science économique, et c'est en cela qu'elle est une discipline à part entière de l'analyse économique.

L'économie de la santé a pour objet d'apporter un éclairage sur la gestion économique et financière de l'appareil sanitaire et de la protection sociale de la santé. Dans le contexte français cela se justifie d'autant que de tous les régimes de la Sécurité Sociale, c'est le régime Assurances Maladie dont le montant est le plus important et en continuelle croissance. Toute la réflexion menée dans la sphère de l'économie de la santé va dans le sens de l'assainissement des finances des structures de prélèvements et de prestations. L'objectif est de redonner un rôle aux jeux des mécanismes économiques en palliant les méfaits aussi bien du marché livré à la logique du « *make profit* » que de la bureaucratie professionnelle [Mintzberg, (1982)] où l'effort est mis sur le travail administratif et non sur l'activité professionnelle.

Le principe d'économicité qui s'applique en principe à toute activité économique classique, semble s'imposer par la force des choses au secteur de la santé mais dont la singularité dans le cas français notamment impose plutôt la recherche d'une production maximale tant au plan quantitatif que qualitatif. En réponse aux questions soulevées par la faillite du système de la protection sociale par extension, il devient inéluctable de rendre efficace la production des solidarités dont le coût s'est élevé en 1997 à environ 2 300 milliards de francs (soit 30% PIB) Quant aux consommations médicales totales et les consommations courantes de santé elles ont respectivement représenté 728 516 millions de francs soit 12 431 francs par habitant, et 815 115 millions de francs. Du fait des mutations conjoncturelles dont l'impact sur les économies sectorielles voire nationales est corrélé avec les ajustements structurels opérés, la puissance publique en France affiche une volonté politique de plus en plus vigoureuse dans le sens des réformes à engager dans le domaine de la santé.

Toutefois en France, les données quantitatives relatives à la santé ont connu leur agrégation dans les registres de la Comptabilité Nationale avec la création d'un Compte-satellite Santé comme pour l'éducation, la recherche, etc. Ce Compte-satellite s'attache à étudier l'organisation de la production et le financement de la fonction santé. Il prend ainsi en compte les aspects hors-marchés ou non lucratif et les articule aux évaluations monétaires plus classiques du compte central. Cette approche plutôt comptable qu'économique permet d'appréhender « la Dépense Nationale Brute de Santé » (D.N.B.S).

6.1 L'approche économique de la santé

Nous entendons définir ici, les questions de la santé telles que lues par les économistes professionnels. Ces questions prises dans leur globalité sont appréhendées sous l'angle d'un secteur ou système comme il se dit « secteur de la santé », « système sanitaire » sans que nous nous prêtons à aucun glissement de sens. L'économie par son approche s'intéressant aux divers secteurs du monde de production et par ailleurs des systèmes et structures y afférents, finit par s'intéresser à la production des biens et services médicaux. Et comme en économie si tous les biens sont marchands, tous les services ne le sont pas, l'intérêt de l'économiste pour la santé devient double :

- d'une part pour des raisons d'enjeux économiques et financiers qu'elles représentent chez les industriels - vu le poids économique de la santé -;

- d'autre part le caractère non marchand des services de santé qui est en forte perte de vitesse - eu égard au développement du secteur privé des biens et services médicaux.

De cet intérêt est apparue une vocation que dit fort bien Edmond Malinvaud, [1990] dans sa définition de l'économie : c'est « *Comprendre et conseiller. Comprendre, c'est-à-dire établir objectivement une explication des phénomènes économiques. Conseiller, c'est-à-dire apporter aux décideurs un témoignage objectif sur les conséquences à attendre des décisions alternatives entre lesquelles ils doivent choisir* ». Ce « *double objet* » appliqué au champ de la santé permet davantage de meilleures connaissances théoriques et contextualisées de la production et de la distribution de la santé. Toutefois, la traduction empirique des connaissances théoriques, présuppose la conceptualisation ou la délimitation du domaine de la santé quant à sa dimension financière et monétaire principalement.

6.2 Des différentes notions de dépenses de santé aux données chiffrées variables

La définition des « dépenses de santé » varie selon la place et le rôle des institutions représentatives dans le champ de la santé et/ou dans celui de l'économie, par conséquent selon leur centre d'intérêt respectif. De cette différenciation des définitions ou contenants découlent autant de contenus impliquant les sommes consacrées aux soins. D'où la difficulté de cerner la question financière de la Sécurité Sociale pour y apporter des solutions conséquentes ou d'appréhender ce qui doit relever de la santé comme coût supporté par la collectivité.

Les trois conceptions des « dépenses de santé » qui suivent sont la preuve des divergences de point de vue quant à ce qui doit être réellement pris en compte comme données quantitatives pour la restructuration ou la réforme partielle du système.

- La Caisse Nationale d'Assurance Maladie (CNAM) qui n'est pas à confondre avec la Sécurité Sociale *largo sensu*, définit les « dépenses de santé » par rapport aux « dépenses remboursées » donc *stricto sensu*. Demeure cependant la difficulté d'obtenir des montants assez précis du fait même de l'absence d'un compte consolidé de l'Assurance Maladie. Celle-ci fonde ses calculs sur les prestations qu'elle finance. Il y a d'une part des prestations remboursées avec ticket modérateur (ATM) dont le montant s'obtient en corrigeant les prestations du taux de remboursement correspondant, et d'autre part les prestations remboursées sans ticket modérateur (STM) dont les dépenses remboursées se confondent avec celles reconnues.

La CNAM de part sa conception des « dépenses de santé » applique le principe du critère discriminant qui ne fait pas prendre en compte pour l'essentiel dans les faits, les dépenses de santé à la charge des organismes de financement complémentaires et facultatifs telles les mutuelles, les compagnies d'assurances et les institutions de prévoyance.

- L'Institut National de Statistique et d'Etudes Economiques (INSEE) et la Commission de la santé ont une définition des « dépenses de santé » plus large et différenciée. Effectivement le Service des Statistiques des Etudes et des Systèmes d'Information (SESI) du Ministère des Affaires Sociales et de la Solidarité proposent pour les comptes de la Nation, un compte satellite où figurent deux agrégats significatifs par la nuance qu'ils apportent dans la détermination des « dépenses de santé » : la « consommation médicale totale » et la « dépense courante de santé ».

. la « consommation médicale totale » traduit la valeur annuelle des biens et services médicaux dont les résidents et non-résidents font la demande en France métropolitaine pour satisfaire leurs besoins individuels. Sont donc pris en compte dans l'appréhension de la « consommation médicale totale », les biens et services acquis sous forme marchande comme ceux acquis sous formes non marchande.

. la « dépense courante de santé » exprime la totalité des sommes annuelles engagées au titre de la fonction santé (1) par l'ensemble des financeurs du système. Cette notion comparée à la précédente couvre champ un plus large impliquant des domaines divers et multiples en rapport direct et indirect avec la santé. Ainsi, sont prises en compte les indemnités journalières, la protection maternelle et infantile, les subventions versées, les charges afférentes aux services de médecine du travail, de médecine préventive et de médecine scolaire, autres services de prévention (2), et par ailleurs celles afférentes au fonctionnement de la recherche, de l'enseignement et de l'administration sanitaire.

La très grande diversité des agents en jeu dans la réalisation de la « dépense courante de santé », laisse entrevoir la complexité de la tâche quant à l'évaluation de cet agrégat d'où le caractère approximatif de ce dernier.

- L'OCDE retient pour sa définition la notion de « dépenses totales de santé » qui est égale à la « dépense courante de santé » majorée des investissements nets du secteur de la santé puis minorée des indemnités journalières.

Les divergences de points de vue dans la définition des « dépenses de santé » et donc la détermination des montants qu'elles engendrent, n'occultent nullement l'importante croissance de celles-ci au-delà de ce qui est possible en termes de capacité de financement du système sans que les organismes financeurs publics ou privés, ne le répercutent sur la collectivité.

Notes

(1) Les activités du secteur médico-social (enfance inadaptée, adultes handicapés...) ne font pas partie.

(2) Les services sanitaires de prévention individualisée de toxicomanie, alcoolisme, maladies mentales, sont pris en compte.

7. Etude empirique de la demande de santé

Au cours des 30 années allant de 1960 à 1990, les sociétés occidentales ont connu une forte croissance de leurs dépenses de santé. La croissance moyenne a été de 4,7 points pour la France contre 7,2 pour les Etats-Unis, 3,4 en RFA et -2,2 au Royaume Uni. Dans l'optique de croissance moyenne en termes d'importance, la France se situe en seconde position; ce qui n'est pas sans poser de problèmes de plus en plus préoccupants pour les gouvernements successifs de ce quart de siècle finissant. La fin des Trente glorieuses marque le début d'une crise sans précédent des organismes de recouvrement des cotisations et de prestations sociales. Parmi les causes multiples et diverses sont généralement retenues : celles structurelles et historiques, la sophistication des plateaux techniques c'est-à-dire l'offre - perçue comme gage de soins garantis -, le vieillissement de la population, la demande enfin la médicalisation des problèmes psychologiques et sociaux. Cette variété de causes fondamentales ne permet pas de déterminer aussi aisément possible l'incidence financière de chacune d'elles. Dès lors notre objectif est d'étudier à travers ce chapitre dans quelle proportion s'exprime la demande de santé selon des paramètres divers tels que le niveau du revenu, le niveau de la franchise, l'âge et le sexe et le domaine de soins exemple du MCO (Médecine, Chirurgie, Obstétrique).

Evidemment que nous nous garderons de procéder à une simple application systématique du modèle fondamental d'utilité de la théorie classique compte tenu du caractère singulier des biens et services médicaux. L'on ne peut conclure par exemple que la seule baisse du prix du médicament influence généralement un accroissement de la quantité demandée et vice versa.

Dès lors l'on ne peut considérer :

$$Q = f(P)$$

Il est plus cohérent pour la détermination de la quantité demandée de biens et services médicaux, de considérer en plus de P (prix) et Y(revenu), des variables telles que la protection sociale (INS), l'offre (S) - cela traduit une vision plus pratique au-delà des modèles théoriques - ce qui implique :

$$Q = f(P, Y, INS, S)$$

Pour un meilleur éclairage sur l'incidence des différents facteurs, nous nous référons à l'étude conduite par la RAND Corporation aux Etats-Unis au milieu des années 70.

7.1 L'incidence du niveau du revenu

De nombreux travaux américains menés concernant l'influence du revenu sur la demande de santé plus exprimée en termes de dépenses - la variable prix étant fondamentale - qu'en termes de quantités, sont arrivés à la conclusion selon laquelle l'élasticité revenu (*ey*) est inférieure à l'unité : $ey < 1$. Si le constat est formel quels que soient les auteurs, il ne demeure pas moins qu'il peut y avoir une disparité non négligeable des estimations statistiques. Ainsi, l'on observe une variation dans les estimations passant du simple au double. Dans le cas des soins médicaux les estimations de l'élasticité par rapport au prix obtenues par différents auteurs en 1972 sont de -0,14 d'après Phelps et Newhouse, et Scitovsky et Synder, et -1 selon Davis et Russell pour les consultations externes à l'hôpital.

La concordance des études sur la tendance des dépenses de soins à évoluer dans une proportion moindre que celle du revenu, n'exclut pas la difficulté d'appréhender le plus réellement possible la situation. Ce qui explique l'impasse dans laquelle les Autorités américaines se sont trouvées et par conséquent les amenées à confier à la *RAND Corporation* une Etude de l'Assurance Maladie (*HIS*) [Phelps, op. cit.].

Il ressort des travaux menés par l'*HIS* des données capables de refléter la réalité de l'impact du revenu sur les demandes de services et biens médicaux sans pour autant négliger l'interaction du revenu et la prise en charge part l'assurance –ce qui n'est pas le cas dans les précédentes études.

L'on constate contrairement à ce qu'avance la théorie économique, qu'une prise en charge à 100% par l'assurance n'empêche pas un effet positif du revenu sur la demande. En réalité l'utilité marginale des autres biens *x* est susceptible d'augmenter par le fait d'avoir une meilleure santé combinée à un pouvoir d'achat plus élevé autrement un revenu plus important. [Phelps, op. cit.] L'étude de la demande des populations par l'approche niveau de vie, c'est-à-dire entre le plus bas revenu, le revenu moyen et le revenu le plus élevé, montre que ce sont les populations correspondant au premier et au dernier niveaux de revenu qui ont le plus recours aux soins médicaux. Ce qui explique la courbe en U.

En conclusion pour revenir aux soins médicaux, l'étude retient que le revenu a un léger impact positif sur la demande sauf pour les entrées à l'hôpital. En effet il découle de cette observation une élasticité de la demande par rapport au revenu égal à 0,15 pour les soins dentaires et 0,23 pour les traitements chroniques. Bien entendu que d'autres suggèrent une élasticité supérieure à 1,0. Ce qui s'explique par la différence d'approche d'analyse trans-sectorielle où la dimension technologique est une constante comme c'est le cas dans l'étude de l'*HIS*.

7.2 L'incidence de la franchise

Les travaux de Keeler, Buchanan, Rolph et autres de la *RAND Corporation* (1988) révèlent que les dépenses annuelles atteignent et ce, quel que soit le type de traitement médical leur maximum lorsque la franchise est nulle c'est-à-dire dans le cas de la gratuité des soins. Au total, les coûts médicaux s'élèvent à 842 dollars qui se décomposent comme suit : 400 pour l'hôpital; 226 pour les cas aigus; 68 pour l'entretien; 148 pour les cas chroniques. L'on constate qu'avec l'institution d'une franchise de 50 dollars ce qui est relativement faible, l'incidence sur la demande est importante et implique un coût total qui baisse de 129 dollars. Ceci est le fait de la baisse rapide des cas aigus, quant à la baisse des soins hospitaliers, elle n'est significative qu'à partir d'une franchise 500 dollars. L'on observe le même phénomène toutes choses égales par ailleurs en Californie dix ans plus tôt. J HELMS et autres (1978) ont étudié à partir des populations les plus faibles économiquement l'effet du remplacement en 1972 de la gratuité des soins ambulatoires par l'institution du paiement d'un dollar par visite. A La suite de cela, la demande des visites a chuté de 8 % mais celle de l'hospitalisation a augmenté de 17 %. En poursuivant l'augmentation de la franchise à 1000 dollars, le coût total se situe à 515 dollars c'est-à-dire 100 dollars par excès au-dessous du coût total qu'implique une franchise de 500 dollars. Par contre une franchise de 2000 dollars n'entraînerait qu'une baisse de 14 dollars en coût total comparé à celui correspondant à une franchise de 1000 dollars.

On retient finalement d'après les données de l'exemple fourni, que l'élasticité de la dépense globale selon la franchise est de -0,07; pour la dépense hospitalière, elle est égale à -0,04 [Phelps, op. cit.].

7.3 L'impact de l'âge et du sexe

Il est généralement admis de fait depuis la nuit des temps, qu'au fil des années un individu perd de ses aptitudes et voit donc réduire son capital vitalité. A titre indicatif à 60/65 ans par rapport à quelques décennies plus tôt la vigueur n'est plus la même. Toutefois, il ne faille pas conclure comme le souligne Grossman (1972) qu'un individu jeune se porterait systématiquement mieux qu'un autre plus âgé.

Partant donc de l'hypothèse la plus plausible qu'un individu vieillissant est de plus en plus moins portant dans le temps, l'on conclut aisément comme le montre un bon nombre d'études sur la consommation médicale, que l'individu a davantage besoin de soins médicaux. Ce phénomène place le vieillissement comme l'une des toutes premières causes fondamentales de la croissance des dépenses de santé en ce qui concerne les sociétés occidentales. Il ressort en effet de l'étude du Haut Comité de la Santé Publique (HCSP) en 1994 s'appuyant sur les données de la CNAMTS, que 46,4% des dépenses de santé sont consacrées aux populations de plus de 60 ans, et le taux d'hospitalisation croît plus vite au-delà de 65 ans. Le recul du « mur biologique » auquel s'attache la recherche médicale, connaît de plus en plus des limites dans l'ensemble des pays occidentaux et le tassement d'une très forte majorité des personnes âgées au seuil de ce mur fait de celles-ci un déterminant structurel de la demande des soins médicaux. Cette constatation amène l'OCDE à prévoir une croissance de 40% des dépenses de santé à l'an 2035 - malgré tout avec le risque de mal vieillissement que l'on connaît de nos jours si l'on ne prend garde. C'est ainsi que J.-F. Fries soutient la thèse - qui n'est pas sans soulever de controverses par F. Scheneider et J. Brody et d'autres - de la bonne régulation de la consommation de biens et services médicaux par une planification des soins selon l'approche non pas curative, mais celle préventive à même d'épargner le plus longtemps possible de pathologies lourdes. [N. Tanti-Hardouin, (1994)] L'intérêt de la question soulevée trouve sa justification dans la suggestion de « *l'hypothèse d'une gestion programmée de l'état pathologique* » souligne Tanti-Hardouin [p. 82 op. cit.].

Pour mieux expliciter ce phénomène et en comprendre la légitimité, il nous vient l'exemple de comparer l'individu à une machine-outil dans une approche de leur adaptabilité à la nécessité de produire - par réflexe économique ou de survie - qui les anime. En effet l'individu comme la machine-outil s'usent le temps passant, ce qui rend leur aptitude de plus en plus réduite autrement de moins en moins utile. Dans le jargon de gestion et technique comptable dans le cas de la machine, on parle d'amortissement et d'obsolescence. Concernant l'amortissement il se définit comme la constatation comptable de la dépréciation de la machine dans le temps. Au-delà de l'aspect financier c'est-à-dire de la valeur d'échange correspondant à chacun des stades de vie de la machine, considérons l'aspect productif à savoir sa perte d'aptitude - de conditions normales techniques de production - qui impliquera des coûts de maintien, de manque à gagner voire de perte à l'occasion d'une panne autrement une « improduction » temporaire. La similitude peut être établie avec un individu vieillissant nécessitant soins médicaux, arrêts pour maladie fréquents etc. S'agissant de l'obsolescence il y a inutilité ou inaptitude de la machine à satisfaire aux exigences nouvelles de productions du fait du progrès. Mais avant cette phase de vie elle a fait l'objet de maintenance et d'entretien appropriés ce qui implique des coûts. Par analogie chez une personne on peut citer les cas d'invalidité ou de dépendance totale survenue trop tôt avant même la retraite. Le vieillissement traduisant l'inaptitude à l'activité économique, et par ailleurs des besoins médicaux engendre des coûts.

Avec le rallongement de l'espérance de vie des populations occidentales, pour le cas français en moyenne 77 ans tous sexes confondus, 83 ans chez les femmes et 72 ans pour les hommes l'accroissement du nombre de personnes âgées se poursuivra. Il sera notamment du fait de l'arrivée des « *baby-boom* » à la retraite à l'an 2005 qui viendront s'ajouter à la population croissante des 85 ans et plus. La situation de dépendance que cela provoque déjà de manière significative depuis au moins une décennie, ira en s'amplifiant d'où des dépenses de plus en plus considérables alors même que la capacité financière de retraite s'amenuise du fait de la baisse de fécondité. A titre de comparaison on indique pour 1 retraité 4 actifs en 1930, moins de 3 pour 1988, et moins de 2 pour 2035.

Pour nuancer nos propos la différenciation sexuelle de la consommation de santé s'impose. C'est particulièrement dans la phase de vie 18/45 ans propice à la fécondité que la consommation de santé est plus importante chez la femme que chez l'homme. L'offre de plateau technique nouveau en obstétrique et gynécologie dans les années 80 assortie de l'effort grandissant dans la surveillance et la prévention (troubles de la grossesse, traitements de la stérilité) explique le phénomène de la surconsommation féminine des soins médicaux. Cela se constate notamment dans les dépenses hospitalières. Dans la tranche d'âge 20/30, ans il y a sur une année deux fois plus de femmes hospitalisées que d'hommes, respectivement 10% contre 5% [A. Labourdette, op. cit.]. Mais la tendance est inversée au fil du temps malgré que les femmes vivent plus longtemps que les hommes dans les sociétés occidentales. Selon l'étude du HCSP citée ci-dessus, les hommes ont plus recouru à l'hospitalisation que les femmes entre 40 et 65 ans. Et l'étude de la *RAND Corporation* relative ici à la question, indique que sur un échantillon de 1000 patients de *Medicare*, la consommation de soins médicaux en journées d'hospitalisation croît de façon accélérée à partir de 50 ans. La même étude constate par ailleurs que l'écart se creuse considérablement d'année en année entre homme et femme au-dessus de 65 ans. Pour les soins ambulatoires, la réalité est tout autre.

Il existe d'autres facteurs telles les conditions socioculturelles et socioprofessionnelles évoquées ci-dessus dont les effets sur la demande de soins médicaux ne sont pas à ignorer.

8. L'analyse économique de la qualité des soins

L'analyse de la théorie du consommateur soulève implicitement la question de la qualité du bien ou du service consommé. La qualité selon l'Association Française de Normalisation, est « *L'ensemble des propriétés et caractéristiques d'un produit ou service qui lui confèrent l'aptitude à satisfaire des besoins exprimés ou implicites.* » Dans le champ classique de la consommation des biens et services (alimentation, électroménager, voiture...) le consommateur mène sa petite enquête au travers de la documentation appropriée dans l'objectif d'appréhender les effets potentiels du bien ou service lors de son utilisation, et la qualité qui s'en ressent. Après achat et utilisation du bien ou service, le consommateur fort de ses exigences fondées, a la faculté de trancher en tirant des enseignements utiles pour le futur. Le marché est juge. Le consommateur averti apprécie la qualité bien sûr par rapport à la quantité acquise et le prix payé pour. Cependant les biens et services médicaux de part leur particularisme, ne sont pas sans poser de problèmes quant à la détermination de la satisfaction qu'ils peuvent procurer, ou simplement la qualité qu'ils impliquent.

Dans le contexte d'entreprise c'est-à-dire de production, la décision est sous-tendue par l'idée force relevant du calcul économique en termes de contraintes techniques et d'objectifs précis de minimisation des coûts, de maximisation des profits.

Dans le domaine de la santé du fait de l'asymétrie d'information conséquente à l'importance du pouvoir médical, le patient a priori ne peut juger de la qualité des soins qui lui sont proposés. A posteriori certains éléments subjectifs et/ou objectifs liés à son état de bien-être peuvent le conduire à apprécier ou non, la qualité des soins note Phelps (1996). L'appréciation de la qualité des soins porte sur au moins deux aspects importants, d'une part l'incidence de l'intervention médicale sur l'état de santé - ce qui dénote la pertinence de l'intervention et des moyens utilisés - et d'autre part, la qualité de l'hôtellerie, de la restauration, la télévision et de l'attention du personnel s'il s'agit d'une hospitalisation ou de l'ambiance d'ensemble (air conditionné, journaux récents...) de la salle d'attente dans le cas d'un cabinet médical.

Dans le cadre de l'hôpital public ou une institution faisant fonction publique - les PSPH par exemple -, la maximisation de la qualité se pose aussi comme une des priorités majeures dans une perspective managériale de la production des soins à moindre coût, par conséquent dans un souci de meilleur coût-efficacité. L'analyse de la production hospitalière met en avant la recherche d'une fonction de coût comme élément essentiel d'un raisonnement de tarification optimale. L'hôpital en tant qu'entité de production, administré par le système public est amené de plus en plus à rechercher la meilleure performance possible en se fixant des objectifs de maximisation de la quantité - non du profit écarté dans les différents modèles - et pour un moindre coût. La difficulté demeure pour l'hôpital public de concilier les exigences économiques et financières (Enveloppe budgétaire) et les exigences médicales (Serment d'Hippocrate).

Pour autant l'objectif de maximisation sous contrainte budgétaire n'exclut pas l'objectif de maximisation de la qualité. Il est conseillé dans un souci de production de soins à moindre coût, d'intégrer en terme managérial la dimension gestion de la qualité. L'un et l'autre objectifs doivent être menés conjointement avec le même niveau de considération en termes de politiques spécifiques, ce qui dès lors doit se traduire pour le volet qualité par exemple, par le management de la maintenance à part entière. Les dispositions récentes sur l'accréditation et la certification sous l'égide de l'Agence Nationale d'Accréditation et d'Evaluation en Santé (ANAES) s'inscrivent dans cette perspective.

8.1 De la maximisation de la quantité...

S'il est vrai que « *les hôpitaux sont en quelque sorte la mesure de la civilisation d'un peuple* » [Jacques René Tenon, cit. par B. Bonnici op. cit. p. 5] l'on se doit légitimement de mener la réflexion sur la dimension économique qu'ils impliquent pour mieux appréhender les coûts d'opportunité de leur fonctionnement, seul moyen de garantir leur pérennité tout en assurant la qualité des soins. L'incidence de l'amélioration de la qualité des soins sur la demande a été examinée par plusieurs auteurs dont J. Brown en 1970, E. G. Furobotin et S. Pesovicth en 1974. Particulièrement M. M. S. Feldstein (1981) se dégagera comme l'un des pionniers sur ce point. Il propose dans ses travaux la modélisation de la qualité sous contraintes. Nous retraçons pour exemple, le développement fait par Labourdette sur la base de ses travaux relatifs à la question de la décision du manager et des effets qui s'en suivent. L'auteur retient les hypothèses de la décision qui se fera en fonction de prix de journée (P*n*) qui en fait est une donnée en période *n*, et l'hôpital devra produire sous contrainte budgétaire. Ce qui alors conduit à considérer un coût moyen de journée qui est fonction pour des raisons particulières d'un déficit journalier D*n* :

$$Cn = Pn + Dn$$

Le déficit D*n* est inhérent à l'établissement public ou faisant fonction publique, donc admis par la puissance publique ou l'organisme gestionnaire à but non lucratif comme contrainte de gestion. Feldstein considère cette donnée comme élément exogène à sa modélisation du coût journalier moyen. Les administrateurs de l'hôpital se doivent cependant d'appliquer la meilleure gestion dans l'hypothèse où ne sont pris en compte que les frais de main-d'œuvre, des fournitures et du matériel alors :

$$Cn = Wn\,Ln + Vn\,Jn + Kn.$$

L*n* = nombre de personnes employées par jour;
W*n* = Salaire moyen;

Jn = Indicateur des quantités de matières consommables utilisées;
Vn = Prix des matières consommables;
Kn = Total des intérêts et des charges fixes;

8.2 ...à la maximisation de la qualité

Sur la base de la contrainte qui découle de la relation précédente, l'établissement hospitalier s'applique à faire un choix de la quantité de travail et d'autres inputs. Dans le modèle précité, les prix des facteurs (Wn et Jn), sont donnés. Et l'auteur en résumant le processus de décision de production y intègre la variable non mesurable directement, à savoir Hn qui représente la qualité du point de vue de l'autorité administrative de l'hôpital qui, soumise au choix rationnel de Ln et Jn contrainte budgétaire oblige, pour Hn maximal, se doit de bien déterminer les valeurs de Ln et Jn en agissant sur la variable financière. Alors, la fonction de production de la qualité devient :

$$Hn = h(Ln, Jn)$$

A l'optimum se produit une résolution du programme de maximiser la qualité sous contrainte budgétaire qui suppose que :

$Ln = L(Cn, Wn, Vn, Kn)$;
$Jn = J(Cn, Wn, Vn, Kn)$;

L'opinion du malade ou de son médecin sur la qualité de soins souvent différente de celle de l'autorité hospitalière conduit à la fonction qualité suivante :

$$H'n = h'(Ln, Jn)$$

L'objectif de maximisation de la quantité est-il synonyme de sacrifice de la qualité et ou de la solidarité sur l'autel de la production (offre) de la santé sous contrainte ? Non, la qualité qui a un impact sur la demande est fonction du coût moyen et des prix des inputs [M. S. Feldstein, *ibid*] c'est-à-dire qu'elle se fera par la meilleure adéquation de l'offre et de la demande. En effet la démarche qualité intégrée dorénavant dans le management hospitalier, bien indique que la qualité des produits de santé est fonction de l'organisation et des procédures en référence aux normes ISO 9000 :

Qualité des produits = *f* (organisation, procédures)

La complexité du problème de production tant du point de vue de l'optimisation de la quantité que celle de la qualité est telle que pour sa résolution en termes de moyens à mettre en œuvre et de procéder de gestion, J-P. Moatti comme pour prévenir avec insistance, fait remarquer :

« *L'hypothèse que je partage avec un nombre de mes collègues est que justement, l'économie de la santé ne pourra contribuer à apporter des réponses aux difficultés concrètes de gestion et de modernisation de notre système de soins que si elle est capable d'établir enfin un lien entre questions pratiques et réflexions théoriques fondamentales* ».

Troisième Partie

9. De l'accréditation à la certification : le système qualité

9.1 L'accréditation

La mise en place du système qualité dans les 4 000 établissements de santé français tous secteurs confondus avant le 23 avril 2001, est l'objectif que se fixent les Autorités Publiques (ordonnance du 24 04 1996). L'Agence nationale d'accréditation et d'évaluation en santé officiellement installée le 14 octobre 1998 par le Secrétaire d'Etat à la santé B. Kouchner est l'expression de cette volonté. Et le Secrétaire d'Etat de souligner à l'occasion : « *L'accréditation n'est pas une procédure de contrôle, mais un outil au service de la qualité de nos hôpitaux* ». L'idée qui sous-tend l'accréditation quant à sa réalisation ne peut relever de la simple incantation mais d'une réelle volonté politique de la direction de l'établissement. Cela doit se traduire par un système qualité fiable et reconnu tant en interne qu'en externe conformément aux normes d'une véritable gestion de la Qualité. Celle-ci trouve son origine aux Etats-Unis et au Japon respectivement dans les années 40 et 50 à partir des méthodes statistiques du Docteur Edward Deming professeur à Stanford et Conseiller au Département américain de la Défense, avant d'être symbolisée par I.S.O (International Organization for Standarzisation.) Cependant en remontant plus loin dans le temps, le 3 août 1664, Colbert ayant conscience des vertus de la qualité recommandait : « *Si nos fabriques imposent à force de soin la Qualité Supérieure de nos produits, les étrangers trouveront avantage à se fournir en France et leur argent affluera dans le Royaume* ».

9.1.1 Qu'est-ce qu'une norme I.S.O?

La norme comme ensemble de critères à observer dans une relation fournisseur/client prend sa source dans un souci d'objectivité et de clarté que se doit le fournisseur pour une garantie maximale de sécurité et d'assurance. Cela se traduit aussi à travers le rapport qualité/prix en découle. Dès lors la fonction consommation prend tout son sens par la recherche de satisfaction optimale qui la fonde, par conséquent la minimisation des coûts qui la sous-tend.

Après les industries la norme I.S.O gagne du terrain dans les services avec I.SO 9000 puisqu'elle est gage de percée commerciale en situation de concurrence. De plus en plus elle gagne aussi le milieu hospitalier français. Bien que son application ne soit pas fondée sur des raisons mercantiles il ne demeure pas moins qu'elle s'inspire d'une philosophie économique qui soutient la thèse du moindre coût tout en améliorant le service rendu au patient. Ce saut qualitatif s'inscrit indubitablement dans une perspective de mutation de perception par rapport au patient et l'idée de *patient-client* s'achemine.

Et pour plus de clarté le décret 87-74 des codes des lois organisant le système de normalisation en France donne un cadre conceptuel en stipulant en en son art 1:

« *La normalisation a pour objet de fournir des documents de référence comportant des solutions à des problèmes techniques et commerciaux concernant les produits, biens et services qui posent de façon répétée dans des relations entre partenaires économiques, scientifiques, techniques et sociaux.* ».

La norme I.S.O 9000 comme assurance Qualité se décline en I.S.O 90001 (1), I.S.O 9002, I.S.O.9003 (2) et c'est la norme I.S.O 9002 correspondant au « *Modèle pour l'assurance de la Qualité en production, installation et prestations associées* » qui est retenu dans le cas de l'hôpital.

9.1.2 La procédure d'accréditation

La procédure d'accréditation qui s'inscrit potentiellement d'ici à l'an 2001 dans la politique générale des établissements hospitaliers obéit à un certain nombre de critères structurels, fonctionnels, opérationnels et organisationnels. Ce qui revient en interne et en externe à être regardant en termes professionnels sur les moyens structurels, techniques et humains réunis mais aussi sur leur mode d'utilisation et de maintenance (hémo-vigilance, matériau-vigilance, sécurité de l'anesthésie...)

La conformité aux exigences d'accréditation ou non est publiée par l'ANAES seulement après que l'établissement ait entrepris la démarche conduisant à l'examen de son dossier. Ce qui suppose les étapes suivantes à observer :

- l'établissement sur la base du manuel d'accréditation qu'il obtient auprès de l'ANAES, remet à ce dernier les résultats de l'évaluation qu'il aura lui-même effectuée;

- l'établissement est soumis à évaluation à partir du manuel d'accréditation mais cette fois-ci par un groupe d'experts-visiteurs qui rédigent un rapport;

- un rapport de visite élaboré sur la base du rapport des experts-visiteurs et du rapport d'évaluation fait par l'établissement est transmis à l'établissement au plus tard deux mois après;

- dans un délai d'un mois, l'établissement fait parvenir au collège d'accréditation ses observations sur le rapport de visite;

- le collège d'accréditation alors :
  . vérifie le respect de la procédure,
  . valide le rapport de visite,
  . fixe des recommandations,

. détermine les modalités de suivi des recommandations,
. indique le délai dans lequel l'établissement doit s'engager dans une nouvelle procédure;

- le directeur général qui est saisi des travaux du collège d'accréditation envoie un exemplaire et à l'établissement et, à l'agence régionale de l'hospitalisation;

- les résultats sont publiés dans un compte rendu de la procédure d'accréditation.

L'obtention de résultats positifs par l'établissement explicitement correspond à répondre aux normes I.S.O 9004-2, d'où la mise en place d'un système qualité sans certification.

9.2 La certification

La mise en place d'un système qualité avec certification suppose que les normes I.S.O 9002 sont remplies. La procédure de certification comporte trois grandes étapes :

- l'établissement au travers d'un diagnostic Qualité étudie :

  * les attentes du marché en termes de Qualité de produit;
  * les exigences émanant de la clientèle en matière de qualité;
  * les dispositions réglementaires relatives à l'environnement, la sécurité, la santé.

- l'établissement doit opter pour le Modèle d'assurance Qualité qui correspond au mieux à ses exigences de production, et par ailleurs mettre en place la norme choisie selon les règles de l'art;

- l'organisme certificateur devra effectuer un audit pour confirmer ou infirmer la conformité de l'établissement aux exigences de l'assurance Qualité. Ledit organisme tel que l'AFAQ (Association Française pour l'Assurance Qualité) le plus important en France, par ses recommandations amène l'établissement à mieux coller aux exigences de qualité en corrigeant certains détails.

La validité de la certification est de trois ans ce qui n'empêche par souci de rigueur, d'effectuer des audits de suivi chaque année.

9.3 A propos du système qualité

L'A.F.N.O.R (l'Association Française des Normes) le définit comme « *l'ensemble de l'organisation, des procédures, des processus et des moyens nécessaires pour mettre en œuvre le management de la qualité.* » Elle poursuit, le management de la qualité est « *l'ensemble des activités de la fonction générale de management qui détermine la politique de qualité, les objectifs et les responsabilités et les mettent en œuvre par des moyens tels que : la planification de la qualité, la maîtrise de la qualité, l'assurance de la qualité et l'amélioration de la qualité dans le cadre du système qualité* ».

Cela se traduit au plan pratique par une structure au niveau de laquelle, les responsabilités par fonction sont définies dans la perspective d'une interactivité synergique où le référentiel doit être observé scrupuleusement.

Notes.

(1) Modèle pour l'assurance de la qualité en conception, développement, production, installation et prestation associées.

(2) Modèle pour l'assurance de la qualité en contrôle et essais finals.

10. L'évaluation médico-économique dans la perspective de la maîtrise des dépenses de santé

A l'origine de la nécessité de la maîtrise des dépenses de santé, l'urgence de celle des dépenses publiques. Avec la diminution des finances de l'état du fait de la crise ou/puis des mutations difficilement opérables, l'on est en droit de poser la question de savoir si le siècle prochain le XXIe, ne se fera pas avec le « moins d'état » compensé par le « mieux d'état. » Et de cette interrogation dérive tout un questionnement centré sur les place et rôle à l'avenir, de l'archipel d'institutions sociales qui jusque maintenant résolvent tant bien que mal les problèmes et contraintes socio-sanitaires des populations. Ainsi pour réduire les risques d'incertitude de l'état-providence –menacé par les contraintes de la mondialisation- dans la production des solidarités, les réformes Juppé de 96 institue *« un point de bifurcation par rapport à la trajectoire historique suivie jusqu'alors.* [Et] *pour le moins, la rhétorique politique qui l'accompagne montre qu'il y a eu un changement de « paradigme politique (Simeon, cité par Sharp, 1977) ou de conception du « contrat social » (Banting, 1997b)... »* [Bruno Théret, (1999) p.3.].

« [De fait] *les contraintes budgétaires [vont] entraîner « la réévaluation des priorités et éventuellement une réaffectation des sommes dépensées [...] le gouvernement devra envisager de recourir à des politiques autres que les programmes de dépenses traditionnels pour atteindre ses objectifs »* [cité par B. Théret, 1999 p.30.].

10.1 L'évaluation médico- économique

C'est faute de pouvoir proposer l'augmentation des prix et/ou la liberté totale des prix sur le marché de biens et services médicaux pour des raisons éthiques mais aussi commerciales, que l'approche de l'économiste de la santé par la maîtrise des coûts contribuant à l'assainissement des finances, trouve toute sa légitimité [S. Beye, (1996)]. La maîtrise des dépenses ce qui ne signifie pas leur réduction systématique - faut-il le souligner - dans le contexte français, procède d'une logique à la fois budgétaire et d'équité de soins minimums pour le plus grand nombre, et pour toujours. Pour ce faire, l'évaluation des situations de production de soins reste l'un des moyens adéquats.

L'évaluation résulte du besoin de l'homme de comprendre les problèmes avant de faire le choix des décisions entre des solutions alternatives susceptibles d'être en adéquation avec les problèmes à traiter. De tout temps la poursuite des objectifs aussi mineurs qu'ils soient, a fait l'objet de maintes interrogations voire de questionnement notamment par, le Pourquoi ? Qui ? Quand ? Comment ? Où ? - relevant des sciences de gestion et de l'information. Ainsi peser, sous-peser puis jauger enfin de juger pour décider de telle ou telle action, relève d'un exercice pour le moins complexe dans le choix des critères et par ailleurs la diversité des intérêts en jeu. Dès lors au problème de la démarche rationnelle entreprise se pose celui de l'éthique - l'art des choix conformément à des valeurs. Dans le domaine de la santé « quel coût ? », « pour quelle pathologie ? » et « pour quel patient? », constituent les questions majeures indispensables et préalables à toute évaluation pratique. C'est la dignité qui fondamentalement est en jeu, dès lors l'on ne pourrait le réduire au seul référentiel monétaire. [Siegfried G. Karsten, (1995)] même s'il reste que l'économie monétaire émancipe l'activité économie [M. Weber, (1991) op.cit.] en ce sens que par le calcul qu'elle introduit, elle pose l'argent en dénominateur commun comme référent des biens et services à échanger ou à évaluer - à des fins de comparaison dans leur usage. Toujours est-il que « *la rationalité économique*

[...] *véhicule des principes de valorisation monétaire de toute chose ou d'agrégation des appréciations individuelles, qui semblent faire fi de l'incommensurabilité des valeurs et de l'hétérogénéité des points de vue. [...] (en effet elle) est parfois explicitement combattue [...] comme détruisant les valeurs traditionnelles (sens du devoir à la Défense, transcendance de l'homme à la santé)* » [Bernard Walliser, (1990) p. 121].

C'est dans ce même ordre d'idée que des philosophes grecs tels qu'Aristote et Platon, puis plus tard au XIIe siècle le savant Maïmonide comme d'autres, avaient poussé la réflexion sur la question du choix, dont l'histoire de la pensée débute avec Socrate. Pour ce dernier, ce sont les dimensions anthropologiques des problèmes qui permettent de faire des choix, ce d'autant que, sans une connaissance approfondie de la grandeur et de la dignité de l'homme, toute décision prise le concernant ne peuvent être valables [A. Beresniak, F. Taboulet et G. Duru, (1996)] tout au moins par leur portée et ce, quel que soit le domaine. Alors la dimension philosophique en tant que science des principes de ce choix dans l'optique de connaissance de ce qu'est l'homme est à prendre en compte, ceci pour « *approfondir et compléter les conceptions classiques des types d'acteurs économiques* » [S-C Kolm, (1986)].

Ainsi, à la décision doit précéder la meilleure connaissance des données du problème posé, par conséquent celle notamment des éléments d'information quantitatifs et qualitatifs éclairants.

La croissance des dépenses de santé est d'autant plus importante que des tendances si opposées ont longtemps pesé sur le système de distribution des soins. D'un côté, l'on assiste à une demande « socialisée » (santé partiellement ou entièrement gratuite) multiforme par le recours à l'« armement médical » de plus en plus sophistiqué, le vieillissement de la population, des problèmes socio-psychologiques médicalisée, et de l'autre une offre (médecine ambulatoire) régie selon les règles du libéralisme. A cela s'est ajoutée l'augmentation des dépenses des hôpitaux publics du fait d'une forte bureaucratisation synonyme d'absence d'efficacité, par conséquent de crise structurelle. Dès lors, s'impose dorénavant la prise en compte de l'approche économique en milieu hospitalier. Et l'hypothèse de la maîtrise des dépenses de santé est retenue à partir du moment qu'à l'origine du débat sur la réforme du système, se trouve la question des coûts et non celle de l'équité. En fait un tel besoin urgent de réajustement procède plutôt de la constatation des problèmes de déficit et non de l'injustice [G. Willard, (1993)]. Ce qui n'empêche que la sauvegarde *« du système de soins le plus public possible pour maintenir les coûts à bas prix - ces derniers risquant d'augmenter en flèche si le système est privatisé - et éviter une situation où les services sont donnés en fonction de la capacité à de payer plutôt qu'en fonction de la nécessité* » [B. Théret, p. 29 ; (1999] relève du souci d'intérêt général. Mais se pose la difficulté majeure du comment décider.

10.1.1 Information et rationalité du processus décisionnel

Le système d'information à la base de tout processus décisionnel ne suffit pas à appréhender en conséquence (avec objectivité) les nécessités éducatives, sociales, sanitaires entre autres exemples, car les facteurs ou paramètres pris en compte varient selon les modèles de décision. Des modèles existants, nous en retiendrons en nous inspirant des travaux des auteurs cités précédemment, le modèle du décideur dit « en avenir certain » les modèles liés à l'approche de décision organisationnelle, et le modèle politique :

- Le modèle du décideur dit « en avenir certain » le plus ancien des modèles est encore plus que d'actualité chez les économistes. Il consiste à formaliser le choix du décideur par rapport à plusieurs souhaits représentés par une relation binaire de préférence mettant en comparaison les paniers de biens, deux à deux.
- Les modèles liés à l'approche de décision organisationnelle : le modèle STI (Système de Traitement de l'Information), les modèles critiques de la rationalité et les modèles multicritères.

- Le modèle STI offre une large possibilité quant à la diversité des décisions à entreprendre. Il arrive que le modèle STI soit transcriptible au plan informatique, ce qui représente plus un avantage non en termes de solutions, mais en termes de facilitations dans le processus décisionnel.

- Les modèles critiques de la rationalité au sein de l'organisation décrivent les dysfonctionnements inhérents à toute structure, et par conséquent leurs incidences sur la décision. Berry parlant de la « rationalité cachée » par opposition à celle affichée dans l'organisation, tente d'expliquer des comportements dits « irrationnels » et met en avant quatre types de facteurs déterminants de l'organisation: les contraintes liées à sa configuration, ses normes institutionnelles, les normes culturelles et les caractéristiques d'âge, de formation ou de statut d'individus qui y travaillent. Aussi Cybert et March (tenants de la théorie comportementale de la firme) poursuivant les travaux d'Herbert Simon estiment que du fait de la rationalité limitée des décideurs, leurs décisions ne sont pas systématiquement en parfaite adéquation avec les objectifs recherchés.

- Les modèles multicritères se posent en trait d'union entre le modèle STI et les modèles individuels en avenir certain. Les postulats retenus se résument en trois points-clés :

. la possibilité de réajustement tout au long du processus décisionnel des préférences résultant de l'analyse ;

. l'ouverture à la discussion permettant de capitaliser les points de convergences à partir des points de vue différents.

. la flexibilité des algorithmes retenus devant permettre de multitudes d'itérations, et l'obtention non-simultanée de l'information partout dans l'organisation.

- Le modèle politique vient en complément au modèle organisationnel et suggère la volonté de dépassement des intérêts personnels et corporatistes par les jeux de pouvoirs informels, rapports de forces politiques, constituant un frein à toute réforme nécessaire des entreprises publiques. Des exemples patents d'Air France, de la SNCF et de la Sécurité Sociale illustrent bien le modèle organisationnel, mais aussi les limites du modèle politique où la décision prise ne survient qu'à la suite de crise susceptible de remettre en cause l'équilibre des pouvoirs.

Au travers de ces modèles c'est la difficulté majeure pour l'évaluation de plus en plus pratiquée dans plusieurs champs de l'activité humaine qui se pose.

Dans le champ de la santé c'est le fameux dilemme entre rationalité économique et éthique qui se trouve là posé. C'est-à-dire comment concilier les exigences économiques de rationalisation budgétaire d'une part, et d'autre part les exigences médicales de soigner avec le minimum de contraintes budgétaires voire aucune.

La décision dans l'allocation budgétaire par la puissance publique suppose le choix dans l'ordre des priorités entre des secteurs multiples et divers, puis entre structures sanitaires d'une part selon leur nature d'autre part selon les types de soins. L'hétérogénéité structurelle et historique du secteur de la santé en France n'est pas sans poser la difficulté d'évaluer les pratiques médicales. Ce qui peut se traduire *in fine* pour les malades à pathologies absentes des priorités du fait de leur coût - comme les maladies orphelines, par une exclusion des soins [A. Beresniak, F. Taboulet, G. Duru, (1996)].

10.1.2 L'évaluation : du concept aux principes

L'évaluation comme outil d'aide à la décision reste dans le domaine de la santé l'un des outils majeurs de l'économiste. L'évaluation et la décision se confondent presque à l'identique par la réciproque implication qui les caractérise dans le cadre d'un investissement rationnel. Il existe plusieurs définitions du concept dont les nuances sont fonction des domaines où se fait l'évaluation mais aussi des objectifs à atteindre. Du point de vue de l'économiste l'évaluation dans le champ de la santé se traduit en termes de coût d'une décision rapporté aux effets produits de l'action effectuée. Dès lors se pose la notion d'investissement rentable. Pour autant du point de vue du médecin, l'évaluation se pose moins par sa dimension économique consistant à exprimer monétairement des actes médicaux que dans la dimension éthique de parvenir à sauver une vie. A. Beresniak, F. Taboulet, G. Duru, (1996) de souligner la « profonde contradiction » d'une « perspective » de prendre parti résolument pour le patient à l'état de santé sérieusement détérioré *versus* la recherche du maximum de l'efficience des ressources de la collectivité.

Si l'évaluation est pratiquée depuis longtemps en milieu industriel et commercial par la recherche de la réduction le plus possible des coûts - avec la *« value analyse »*, l'Américain D. Miles en est le précurseur en 1947- elle connaît son entrée dans le champ de la santé.

Aussi, avec la théorie de l'Ecole des relations humaines (Mayo, et bien après Maslow, Mc.Gregor, Herzberg, Houchi...) à partir de l'expérience de l'entreprise Hawthorne, a évolué la théorie des firmes. Grâce à elle émerge l'approche managériale, voire celle du management stratégique et finit par cœxister avec l'approche économique. De la combinaison de ces deux approches par le point d'ancrage de l'économie industrielle à partir de 1960 - les travaux d'Igor Ansoff(1965), de *Boston Consultan Group* (1960-1970), M. Porter (les années 1980) pour l'essentiel, l'attestent - et de façon concrète dans la pratique quotidienne du système de production, apparaît la logique « *des Gouvernements d'entreprises* ». Celle-ci est plus que jamais l'expression d'un pouvoir politique, ce qui permet de faire des choix stratégiques, c'est-à-dire de prendre des décisions conformément aux objectifs globaux fixés. Ceci étant il est indéniable que « *le phénomène économique (à travers notamment le champ de la santé) puis dans son ensemble, devient politique car il est la résultante de choix politique* » [André Thibaudeau, (1973)].

Par rapport au champ sanitaire, l'on constate que c'est à partir du milieu de la décennie 80 que se développe particulièrement en France l'évaluation économique des stratégies médicales. Les travaux de Champagne (1985), Drummond (1987), Lebrun (1987, 1992) et Auray (1990) en témoignent [Lily Motto, (1995)] Pour éviter toute équivoque dans sa conceptualisation dans ce domaine particulier de la santé la définition la plus opératoire est celle dégagée par l'OMS selon laquelle, évaluer c'est vérifier dans quelle mesure, l'on atteint les objectifs fixés au préalable. Et l'on ne peut évaluer que par une approche scientifique et systématique tant il est vrai que les concepts et outils auxquels ont recours les économistes posent de véritables problèmes d'ordre épistémologique et méthodologique liés au fondement et notions générales de l'analyse économique comme la théorie de l'utilité et de la valeur d'une part, et d'autre part à la théorie de l'économie publique pour la détermination d'optimum dans les investissements en biens collectifs.

Pour l'OMS, (1983) l'objet de l'évaluation de soins suppose que *« La qualité des soins est la démarche qui permet de garantir à chaque patient l'assortiment d'actes diagnostiques et thérapeutiques qui lui assurera le meilleur résultat en termes de santé, conformément à l'état actuel de la science médicale, au meilleur coût pour un même résultat, et pour sa plus grande satisfaction en termes de procédures, de résultats et de contacts humains à l'intérieur du système de soins ».*

Dès lors la méthodologie adéquate à la situation et aux objectifs devient indispensable. Pour qu'une évaluation réussisse un certain nombre de conditions de premier ordre, sont requises à savoir qu'elle doit se faire :

. dans la meilleure pluridisciplinarité et transdisciplinarité possible;

. dans la plus grande transparence;

. avec un esprit de rigueur ne laissant place à aucune improvisation et lors du recueil des données, et lors de leur analyse puis synthèse;

. avec le maximum d'objectivité du début à la fin, notamment dans l'interprétation puis les recommandations;

. dans la pluralité de points de vue;

. dans un esprit d'indépendance;

. par l'équipe la mieux placée en termes de compétences.

10.1.3 Les démarches en évaluation

L'évaluation comme outil d'aide à la décision s'inscrit de plus en plus dans une perspective de management stratégique dans la mesure où elle permet au dirigeant d'avoir la meilleure maîtrise possible des conditions de combinaison et donc d'utilisation des *intrants.*

Par rapport à toute opération, action ou programme etc, l'évaluation peut dès lors se justifier soit en amont soit en aval voire pendant. Parmi ces trois phases, l'évaluation peut se faire dans une, deux ou dans les trois, mais elle est recommandée pour les trois. Ce faisant nous retiendrons les trois démarches d'évaluation dites respectivement : *ex ante, ex post* - concepts institués par G. Myrdal (1898-1987) - signifiant « phase d'avant » et « phase d'après », et d'autre part concomitante, c'est-à-dire pendant.

- la démarche a priori c'est-à-dire en amont de l'opération - dans la phase postérieure à celle-ci - est autrement appelée démarche prospective. Dans ce cas de figure nous sommes en situation d'évaluation *ex ante* ce qui permet des « *anticipations, calculs et plans qui poussent en avant le processus dynamique.* » [G. Myrdal, cit par J. Généreux *Économie politique* t.1 p. 141 (1996)] des opérations. Cela correspond à déterminer au préalable des résultats escomptés de l'opération. Ces résultats en termes comptables sont dits coûts préétablis ou coûts établis a priori.

Toutefois Bernard Walliser souligne que : « *Les études ex ante ont un pouvoir indéniable d'orientation dans un processus de décision, ce qui rend nécessaire la définition de règles déontologiques concernant tant leur confection que leur utilisation.* [...] (il y a risque qu'elles) *jouent souvent un rôle partisan de justification de la position a priori d'un décideur, masquant volontairement certaines informations et certains mécanismes, pour imposer d'autres plus fragiles ou plus arbitraires* » [op. cit. (1990) p.117].

- la démarche *a posteriori* c'est-à-dire en aval de l'opération est autrement dit démarche post-opération. L'évaluation *ex post* à laquelle correspond cette démarche ne permet de connaître les résultats qu'après l'opération. Les résultats obtenus en termes de coûts sont dits coûts constatés. Cette démarche dans une approche moins rigoureuse semblait s'appliquer de manière générale en France jusqu'à 1997, date de mise en application obligatoire du PMSI. Ce type d'évaluation est fondé sur de très faibles hypothèses théoriques. Toutefois la caractéristique quasi expérimentale d'une telle évaluation donne à la relation cause à effet recherchée - entre une action et ce qu'elle implique comme conséquence - une validité certaine [Bernard Walliser, op. cit.].

- la démarche accompagnatrice se traduit par l'évaluation menée concomitamment à l'opération, ce qui a pour avantage d'opérer des réajustements nécessaires à temps.

L'évaluation dans son principe et dans sa pratique de façon soutenue et correcte, est un outil de gestion à permettre de résoudre le gaspillage, de maîtriser les dépenses en santé par conséquent d'optimiser les investissements.

10.2 La nécessaire maîtrise des dépenses de l'hôpital

L'entreprise comme entité économique autonome de production des biens et services marchands et/ou non marchands a recours en principe au système comptable de quelque nature que ce soit, pour des raisons objectives d'une meilleure régulation de ses dépenses et recettes. Les entreprises des secteurs autres qu'hospitaliers, par obligation puis par tradition, intègrent pour la plupart la culture comptable - en recourant au moins à la comptabilité générale - dans leur mode de gestion.

Ceci posé au fil du temps, le besoin s'est en effet fait sentir en milieu hospitalier d'organiser la collecte de l'information comptable afférente aux activités par fonctions productives tout en observant la plus grande cohérence possible avec les différentes spécificités médicales, administratives et techniques du milieu. C'est ainsi que le système d'information à l'hôpital par divers modes de collecte et de calcul connaît une évolution. A l'origine deux types de contrôles de gestion sont instaurés, le contrôle interne et le contrôle externe qui sont les méthodes actuelles d'évaluation. Celles-ci dérivent des méthodes de la Rationalisation des Choix Budgétaires (RCB) mise en place en 1970 et cette dernière s'inspire du *Planning Programing Budgeting System* (PPBS) institué en 1966.

Le contrôle interne réalisé par les gestionnaires hospitaliers est destiné à assurer une meilleure adéquation entre les objectifs fixés traduits en *ouputs* ou extrants et les moyens mis en oeuvre traduits en *inputs* ou entrants. Le contrôle interne organisé au sein des structures spécialisées depuis le décret relatif au PMSI est effectué par le DIM (Département d'Information Médicale) sur chaque fichier semestriel de données transmises à la DRASS (Direction Régionale des Affaires Sanitaires et Sociales) et ce, conformément à un protocole national standardisé. Le résultat issu des contrôles doit être transmis à la DRASS dans un délai maximum de trois mois après l'expédition du fichier de RSA (Résumés de Sortie Anonymisés)

Le contrôle externe attribué par décret n° 86-565 aux DRASS, a pour objet une comparaison inter-établissement au niveau régional. Il est réalisé conjointement par les médecins-inspecteurs de santé publique des DDASS et DRASS, et les médecins-conseils qui valident ou non les fichiers par rapport aux exigences du protocole national.

10.2.1 Les structures spécialisées pour la performance

- La Cellule d'Analyse de Gestion, sa mission :

. la mise en place d'un contrôle de gestion;
. l'analyse fonctionnelle des secteurs particuliers;
. la sensibilisation du corps médical aux problèmes de la gestion en mettant à leur disposition les informations de nature économique et financière qui résultent de l'activité des services.

- Le Département d'Information Médicale (DIM) (1) a pour mission de produire les informations médico-économiques ceci pour une bonne connaissance des coûts additionnels qu'impliquent les activités de soins médicaux par le Résumé de Sortie Standardisé (RSS)

Le RSS permet de classer un séjour hospitalier par Groupe Homogène de Malades (GHM) (2) l'équivalent français du DRG (*Diagnostic Related Group*) sur lequel est fondé le *Prospectiv Payement System* (PPS) entré en vigueur en 1983 aux Etats-Unis.

La réforme intervenue par le décret du 11 août 1983 stipule en son article 5 : « *le budget des établissements d'hospitalisation publics est un acte par lequel sont prévues et autorisées les recettes et les dépenses annuelles de ces établissements. Il détermine les moyens qui permettent à l'établissement de remplir les missions du service public [...] compte tenu de ces objectifs médicaux et de ces prévisions d'activité* ».

10.2.2 Les moyens d'analyse des coûts et des écarts

Le suivi budgétaire qui implique un système de prévision de plus en plus élaboré, par les Centres de Responsabilité (CR.) Ces derniers ont la charge de faire connaître aux prescripteurs l'incidence comptable de leurs décisions diagnostiques et thérapeutiques. En effet le décret de 1983 en son article 26 souligne que *« pour les besoins de la gestion financière et comptable, le conseil d'administration organise des centres de responsabilité qui couvrent la totalité des activités et des moyens de l'établissement. »*.

Le CR ainsi doté d'une délégation de gestion est un centre de décision contrairement à une section d'analyse qui n'est autre qu'un centre de calcul. L'accompagnement et la traduction comptable des activités médicales par des centres de coûts confèrent aux CR toute leur importance dans la réduction des déficits. Ils ont en effet un rôle d'encadrement budgétaire et comptable puisque ce sont eux qui allouent les ressources et les regroupent dans les comptes de classe 6 (charges) correspondant aux moyens directement mis en oeuvre.

- La comptabilité analytique permet quant à elle de cerner les différents coûts afférents à la production à l'hôpital. Ce sont les coûts directs, les coûts indirects, les coûts unitaires, les coûts standards etc...

- La comptabilité analytique par produit qui correspond au Projet de Médicalisation du Système d'Information (PMSI) (3) est la troisième méthode qui contribue au contrôle de gestion en milieu hospitalier (4) Il est à noter que le PMSI contribue peu par le couple coûts/produits, au contrôle de gestion et au niveau de la prévision. Nous reviendrons là-dessus comme mode d'évaluation. La philosophie du PMSI, grâce à la meilleure connaissance de l'activité hospitalière en termes de coûts, est d'allouer le plus efficacement et équitablement possible les ressources - sur la base du Système d'Information Hospitalier (SIH).

Le PMSI est d'inspiration américaine, c'est notamment les travaux de Fetter (1980) qui serviront de base. Le PMSI a pour objet d'évaluer des coûts standards par services et par produit et par ailleurs de contrôler les performances des prestations hospitalières par rapport à ses produits (GHM).

10.3 Rappel de notions théoriques des coûts

Les coûts revêtent une importance capitale dans la culture économique, parce qu'ils sont liés à l'idée de rareté, de richesse et donc d'investissement. Selon les domaines d'activité public ou privé, la nature des produits bien ou service etc, la perception monétaire du bien ou du service varie. Seule la connaissance du coût dudit bien ou service c'est-à-dire son évaluation, permet de dégager les degrés d'efficacité de l'activité à son origine.

Dès lors a priori « *le coût d'un bien ou d'un service n'existe pas...* » [JC Moisdon, (1994)] Aussi , « u*n coût ne peut être défini que si l'on opère un choix sur l'étendu de l'espace physique concerné, la nature des dépenses que l'on choisira de cerner, la période de temps sur laquelle l'attention sera portée* » [C. Riveline, (1973)].

Aussi, le calcul des coûts peut se faire de différentes manières, ce qui peut donner lieu à plusieurs coûts pour un même fait [A. Cibert, (1976)]. Là se pose la question majeure de la mesure des coûts avec le plus d'objectivité possible. Evaluer le coût d'une maladie semble relever du défi si des précautions d'usage ne sont pas suffisamment prises. Il s'agit là de savoir avant tout l'objectif même de la compréhension des fonctions de coût, « coût pourquoi et coût pour qui? » [Y-A Flori et P-Y Geoffard, (1995)]. D'où la nécessité de choisir des méthodes d'analyse des coûts en rapport avec l'objectif poursuivi. Le concept coût est l'objet de divergences parce qu'il n'est souvent pas rattaché à la même optique. L'optique médico-technique du coût diffère de celle d'un coût journalier à des fins de programmation budgétaire.

10.3.1 La notion du coût s'entend de trois façons

- Le coût dans l'optique de moyen de contrôle s'inscrit dans un souci de rigueur du fonctionnement de toute entité économique et ce, par rapport aux normes relatives à la nature de l'activité. Ainsi, il existe les variations ou écarts de coûts entre ce qui est effectif (coûts supportés) et ce qui a été prévu (coûts budgétisés à l'avance). Toutefois ne sont pris en compte que les seuls les coûts que l'on peut contrôler dans le calcul. Ce qui implique des moyens de ce contrôle pertinents.

Dans la poursuite des objectifs économiques (rentabilité, performance, efficacité etc...) le dirigeant d'entreprise recourt aux méthodes de la comptabilité analytique pour une meilleure visibilité dans la marche des affaires. Pour schématiser, il s'agit à partir de standards (coût préétabli qui est une valeur de références, normes) de confectionner un système pertinent de contrôle, avec d'un côté un budget de fonctionnement arrêté *ex ante*, et de l'autre les charges arrêtées *ex post*. De ce schéma il suffit de s'appliquer au calcul puis à l'analyse des écarts entre le coût réel (c'est-à-dire constaté) et le coût standard (c'est-à-dire conforme aux normes).

Les conditions requises pour qu'un contrôle soit bien mené sont les qualités de *fidélité* (c'est-à-dire fiabilité) et de *sensibilité* que doivent avoir les coûts au même titre qu'une bonne balance de Roberval. Pour qu'il y ait *fidélité* des coûts, il faut que les écarts de fonctionnement d'importance similaire impliquent des écarts de coûts comparables à des fins d'analyse non tronquée.

Le principe de la *fidélité* appliqué dans le domaine de la maintenance médical d'un hôpital - à la différence du principe de coût complet -, fait compter à part le prix d'un dépannage inhabituel pour ne pas justement gonfler la totalité des coûts du mois où le dépannage a été effectué. Ceci a pour avantage de ne pas fausser la comparaison mensuelle sur les autres postes.

La *sensibilité* suppose que le paramètre de contrôle soit capable de détecter le plus petit écart pertinent, d'où la nécessité de calculer isolément les coûts sur la base de leur échelle de grandeur. Le risque en sommant les coûts est que l'erreur de calcul du plus important empêche une visibilité dans les variations du plus petit.

- Le coût dans l'optique d'un élément éclairant pour la prise de décision, renvoie à la nécessité voire l'obligation de minorer les coûts pour maximiser le profit. Dès lors la recherche du moindre coût ici émise traduit le souci d'une efficacité économique longtemps exprimée par le calcul économique, la recherche opérationnelle, la rationalisation des choix budgétaires et autres [C. Riveline, (1973)]. La prise en compte du coût comme élément déterminant d'analyse dans le processus de prise de décision, s'inscrit dans une approche d'anticipation c'est-à-dire prospective.

A la différence des exigences de *fidélité* et de *sensibilité* qu'impose l'application du coût sous l'optique de moyen de contrôle, la contrainte de justesse des coûts paraît plus difficile à observer. Dans ce cas, il est question de la mesure absolue des coûts considérés dans le calcul et non de la mesure relative par les écarts de coûts de production décelés. Le coût de revient complet en effet n'est pas révélateur des économies pour l'hôpital entre autres, qui résulteraient de l'arrêt de la production, mais aussi des dépenses supplémentaires qu'impliquerait une norme de production plus onéreuse.

- Le coût comme critère de détermination du prix : « La santé a un coût mais n'a pas de prix » est un slogan révélateur de la nette différence de perception entre le coût et le prix de la santé. C'est-à-dire si celle-ci implique des charges, elle ne doit cependant pas faire l'objet d'un échange mercantile, donc pas de bénéfice à attendre. Pourtant dans un contexte d'activité mercantile, la recherche de marge bénéficiaire est légitime dès lors qu'une rémunération est à percevoir et ce quels que soient les types de biens et services. Toutefois, une marge bénéficiaire doit être juste ce qui en effet suppose un juste prix. Alors ce dernier ne peut être déterminé que par rapport à un coût qui aussi, est juste. Tant en activité commerciale pure qu'en activité de production hospitalière, le souci d'équité est nécessaire à de degrés divers certes.

Est-ce pour autant que la production hospitalière ne doit pas ajuster ces coûts au risque de connaître des dérives financières irréparables? L'expérience avant la réforme dite du « budget global » confondant le prix de journée pour la tarification et le coût de revient à la journée a été malencontreuse dans l'histoire de la gestion hospitalière française. (5)

Depuis ladite réforme instituant la comptabilisation de l'activité médicale par GHM, l'évaluation de l'écart entre la dotation effective et la dotation de référence qui devient possible, est une avancée du point de vue des comptes de l'assurance maladie.

10.3.2 Définitions des coûts

- Le coût en fonction du signifiant :

- les coûts directs sont ceux qui sur la base de principes incontestables définis pour une unité de production, pourraient être directement affectés à ladite unité. En général ils traduisent des charges « opérationnelles » (ou « variables ») Par ailleurs peuvent être aussi rattachées aux coûts directs, des charges qui transitent par des sections auxiliaires. Elles sont pour certaines « opérationnelles » (ou « variables ») et pour d'autres « de structure » (ou « fixes »). Pourvu que le décompte soit possible.

En évaluation médico-économique, les coûts directs s'entendent la valeur totale de toutes les matières consommées directement lors de la production de soins [Luce, (1990)].

- les coûts indirects correspondent aux coûts communs générés par plusieurs unités de production ou plusieurs produits, par conséquent ils sont indivis lors des comptes.

- les coûts variables représentent l'ensemble des charges qui évoluent à la baisse ou à la hausse en fonction du volume d'activité de l'entreprise sans qu'il y ait une proportion exacte entre la variation des charges constatées et celle des produits obtenus.

- les coûts fixes sont des charges qui pendant une période de calcul, restent inchangées quel que soit le volume d'activité de l'entreprise.

- les coûts complets résultent de l'affectation de l'ensemble des charges d'exploitation sur les différentes unités d'œuvre qui caractérisent les produits finals de l'activité faisant l'objet de l'étude.

La méthode des coûts complets se rattache à la méthode des sections homogènes. Pour la détermination des coûts de revient ne sont pris en compte que les coûts variables, le total des charges fixes est inscrit dans une masse commune. (*Direct Costing Simple*)

- les coûts partiels s'obtiennent par affectation d'une partie des charges sur des activités intermédiaires ou définitives. Les plus connus sont les coûts fixes, les coûts variables, les coûts directs et les coûts indirects. En comptabilité hospitalière, les coûts partiels sont déterminés par centre d'activité (CA) ou unité fonctionnelle (UF)

La méthode des coûts partiels se rattache aux méthodes de la comptabilité analytique. A chaque produit sont rapportés les coûts variables mais aussi les coûts dans la part de charges fixes le concernant directement. Seule est inscrite dans la masse de dépenses non affectées, la part des charges indirectes non applicables séparément à chaque produit (méthode du *Direct Costing* évolué)

- Le coût calculé à partir du référentiel spatio-temporel :

- le coût préétabli est un coût calculé a priori c'est-à-dire déterminé *ex ante*. Le coût préétabli s'inscrit dans une démarche prévisionnelle du calcul des charges d'une entreprise. Par exemple les coûts standards et les coûts rationnels sont des coûts préétablis. Le changement intervenu dans la détermination des dépenses de santé est fait sur la base du coût préétabli.

- le coût constaté est celui déterminé après l'opération à évaluer. Il traduit le prix de revient qu'*« on paie les choses» ex post* [Viens-Bitker, (1989)]. Pendant longtemps les dépenses de santé ont été déterminées selon le principe du coût constaté.

La comparaison entre le coût *ex ante* et le coût *ex post* permet de dégager les écarts entre les charges prévues et les charges réelles.

- les coûts standards sont déterminés à l'avance avec précision par une analyse à la fois technique et économique. Ils sont rattachés au principe de « normes » techniques de production spécifiques au service ou au produit, et traduisent les rendements « normaux. »

- les coûts rationnels sont calculés sur des critères d'un niveau d'activité jugé normal [Cibert, p. 232] Ils sont calculés par le procédé de l'imputation rationnelle des coûts fixes, et contribuent à la détermination du coût de revient standard.

- Les coûts en termes d'analyse économique :

Le coût total (CT) exprime la somme en flux monétaire au prix du marché (pi) de la quantité d'inputs consommés (Qi) par l'entreprise lors de la production d'un niveau déterminé de biens ou services :

$$CT = \sum piQi$$

- le coût moyen (*CM*) pour l'entreprise est le coût unitaire de production du même bien ou service. C'est un indicateur en rapport avec un niveau définie de production (*Q*) traduite monétairement en coût total (*CT*) :

$$CM = CT/Q$$

- le coût marginal *Cm* est la somme de l'augmentation du coût total qu'implique la production d'une unité supplémentaire. Autrement, c'est le coût additionnel résultant de la production d'une unité supplémentaire :

$$Cm = dCT/dq$$

Le coût marginal a fait la preuve de sa pertinence en analyse économique, car il permet une meilleure lisibilité dans l'évolution des coûts de production. L'égalité du coût marginal et du rendement marginal apporte en effet, la preuve tangible de la meilleure productivité. C'est particulièrement en analyse coût-bénéfice qui vise à la légalisation du coût marginal et de la propension à payer de la Collectivité, que le coût marginal prend toute son importance [J.B.Jailly, (1989)]. Il aide à une meilleure pratique comptable de l'évaluation.

Les différents coûts que nous venons d'étudier peuvent être afférents au champ de la santé. Ceci étant, ils peuvent être médicaux tels que les coûts des médicaments, des soins médicaux et paramédicaux, etc et/ou non médicaux comme le transfert du patient à l'hôpital voir les frais de garde des enfants de celui-ci etc.

10.4 Evaluation par approche Coûts-Avantages ou Coûts-Bénéfices

10.4.1 Définition

« *Fondée sur la théorie du surplus économique, l'analyse « coûts-avantages » est une méthode d'évaluation qui apprécie une décision en fonction de la somme de tous ses effets monétaires. Elle généralise donc le critère classique du produit financier en considérant aussi bien les effets marchands que non marchands de la décision et en tenant compte des effets sur tous les groupes concernés et non sur le seul décideur* » *[* Bernard Walliser cité dans « *Analyse coûts-avantages défis et controverses* » p. 4 Economica (1993)].

L'analyse coûts-avantages basée sur le calcul micro-économique qui prend appui sur la théorie du bien-être, a émergé par rapport à la nécessité chez les analystes de donner plus de pertinence aux arguments destinés aux décideurs [Gilles Gauthier, (1993)].

Les pionniers dans le domaine de la réflexion économique prenant en compte l'analyse coûts-avantages dans la théorie néo-classique du bien-être sont, Otto Eckstein (*Water Ressource Development*), John V. Krutilla (*Multiple Purspose River Development*) et Roland N. Mc Kean (*Efficiency in Government Trough Systems Analysis*).
Ce sont leurs travaux qui ont inspiré le *Planning Programing Budgting System* (PPBS) mis en place en Amérique du Nord en 1966. A partir de ce moment l'analyse coûts-avantages a concerné tous les secteurs d'activité y compris celui de la santé.

Pour schématiser, l'évaluation par l'approche coût-bénéfice permet d'établir le rapport entre le coût d'une décision correspondant à une stratégie arrêtée, par conséquent un investissement consenti par les décideurs pour la mise en œuvre, et le bénéfice découlant de cette option stratégique par un retour sur investissement sous forme de coûts évités (par exemple journées de ré-hospitalisation en moins etc...) Cette approche par sa caractéristique à permettre de faire là lumière du point de vue comptable n'est intéressante que pour le financeur telle que la Sécurité Sociale, d'où ses limites à considérer des avantages tirés par le patient au plan social, familial etc.

10.4.2 Limites de la méthode

L'analyse coûts-avantages s'appuie sur les relations entre les moyens et les fins [J. Rothenberg, (1993)] afférents à toute opération d'investissement. Les configurations possibles d'emploi des moyens [J.Rothenberg, (1993)] à partir des multiples combinaisons des ressources financières, humaines entre autres qui sont par définition rares, doivent permettre de dégager la configuration la meilleure se traduisant par une satisfaction optimale.

Quant à ses modalités d'application l'analyse coûts-avantages est l'objet de beaucoup de controverses. Pour E.J. Mishan (1993) les données quantitatives reconnues comme objectives par l'économiste, ne seraient que les résultats agrégés des évaluations subjectives des individus appartenant à la collectivité. Quand bien même que Mishan reconnaît qu'on ne puisse faire abstraction des difficultés théoriques et pratiques liées à la comptabilité des données, il reste que, la méthode conventionnelle de l'analyse coûts-avantages est la plus pertinente, poursuit l'auteur.

Ces difficultés en fait tiennent aux « *déficiences de l'analyse économique positive* » souligne Rottenberg. Alors E.J. Mishan suggère de repartir du postulat de la méthode classique pour laquelle l'efficacité économique a une valeur normative et pas uniquement descriptive ce, malgré les innombrables problèmes de jugement de valeur qu'elle soulèverait sur la marche de l'économie.

Toutefois d'autres types de limites sont retenus contre cette approche en ce qui concerne la traduction monétaire d'une année de vie gagnée (notion d'efficacité) ou d'une année de vie pondérée par la qualité de vie acquise cette année [Walliser, (1975) et Le Net, (1978)]. De manière équivalente [Gafni, (1991), Johannesson, (1991a, 1991b,1993)] et d'autres s'inspirant d'une approche avancée en1844 par Jules Dupuit par rapport au besoin des populations en eau, proposent le concept du consentement à payer (CAP). L'approche du CAP existe seulement depuis 1973 alors que se manifestait la nécessité de pallier l'absence de pertinence des coûts-bénéfices par rapport aux coût-efficacité et coût-utilité. Vu l'introduction récente du CAP et le caractère insuffisant de son utilisation en évaluation de la santé, cet outil doit encore faire l'objet d'une application assez poussée en termes de vérification empirique. C'est la condition requise pour qu'il soit d'une pertinence universelle [Lily Motto, (1995) op. cit. p.].

10.5 L'évaluation par l'approche Coûts-Efficacité

10.5.1 Définition

L'analyse coût-efficacité est une approche d'évaluation qui vise à : minimiser le coût (*inputs*) pour une quantité de santé déterminée (*ouputs*) en recourant à la notion coût marginal et au critère de sélection des multiples solutions envisageables relatives au projet; autrement, maximiser l'*output* en santé (quantité de santé) sous contrainte budgétaire (montant donné). L'économiste sur la base de multiples combinaisons possibles de tous les inputs (facteurs de productions) intervenant dans l'opération dont il évalue les coûts s'efforcera, de retenir les combinaisons les meilleures en termes d'efficacité. C'est-à-dire, les meilleures combinaisons possibles dont l'économiste aura déterminé les coûts les moindres possibles, et l'efficacité la maximale possible, correspondront aux stratégies « techniquement efficaces ».

10.5.2 Explication par l'exemple

Le Coût-efficacité contrairement au Coût-bénéfice, s'exprime en termes physiques le second s'exprimant en termes monétaires. Ceci appelle dès lors deux approches de calcul :

- L'analyse coût-bénéfice ne soulève aucune difficulté en termes d'unités de mesure, les coûts et les bénéfices sont évalués en unités monétaires.

Pour illustrer schématiquement, posons les deux alternatives d'opération chirurgicale orthopédique, une sans recourir au flux laminaire, l'autre en y recourant avec les coûts (directs, indirects voire sociaux que nous n'énumérerons pas tous) qu'elles impliquent afin de tirer les bénéfices respectifs qui en découlent.

L'alternative de chirurgie orthopédique sans flux laminaire, donc par le procédé classique comporte un risque de l'ordre de 5% d'infections nosocomiales. Et en moyenne, le coût direct d'une seule infection de prothèse de hanche s'élève à 100 000 francs.

La seconde alternative qui recourt à la technique du flux laminaire dont le coût est estimé à 600 000 francs, permet de réduire le risque d'infection à 1%. Mieux encore, ce risque se trouve diminué à 0,5% si l'on pratique une antibioprophylaxie.

Avec le risque encouru dans la première alternative et les incidences financières qu'elle représente, 100 000 francs en coûts directs en moyenne, il est plus avantageux de choisir la deuxième alternative dont le coût d'investissement 600 000 francs est vite amorti par les infections nosocomiales qu'elle fait éviter à 99% (100% - 1%)

- L'analyse coût-efficacité quant à elle, pose des difficultés. Les coûts et les bénéfices sont évalués différemment, mais ceci ne requiert pas d'assigner en contre-partie les valeurs monétaires aux produits de santé.

Ceci étant pour la valorisation des programmes de santé, c'est l'analyse coût-efficacité qui est très souvent utilisée, car paraît parfaitement conforme aux comparaisons économiques des démarches diagnostics alternatifs afin d'atteindre les objectifs fixés.

Le coût-efficacité est exprimé en réduction de la morbidité sans référence monétaire. Les résultats qui en découlent s'entendent en nombre de vies sauvées ou années de vie exprimables soit en francs dépensés en plus par vie sauvée ou année de vie sauvée, soit en francs dépensés en sus par nombre de handicaps évités. Cette approche permet de valoriser les objectifs fixés, le critère de morbidité étant un critère d'efficacité.

Cette méthode d'évaluation, fait référence à la loi des rendements décroissants. Ainsi, l'on constate que les sommes engagées au début pour prévenir les infections nosocomiales sont relativement peu élevées eu égard à la considérable réduction du risque qu'elles permettent. Mais arrivé à un moment donné, c'est-à-dire à 30% de réduction de risque, nécessairement l'on est amené à investir des sommes de plus en plus importantes (coût marginal élevé) pour une faible réduction de risque (efficacité marginale réduite). Par l'approche stratégique, plusieurs travaux fixent le taux de réduction dans des conditions d'aisance à 30% comme par l'approche économique.

Le coût-efficacité est le rapport :

$$\frac{\text{Coût d'une décision (coûts directs + coûts indirects)}}{\text{Effets attendus des montants investis en unités physiques}}$$

Rappelons que « *Le coût d'une décision se définit pour un observateur donné, pour un échéancier donné, pour un horizon temporel donné* » [Moisdon, (1994)]. Dès lors pour plus de précision, il importe de cerner le contenu donné aux différents coûts. Par définition les coûts directs et indirects se traduisent comme suit :

- Coûts directs sont ceux directement occasionnés par le malade ou la maladie, c'est-à-dire les « coûts médicaux. » : des actes en K (intervention, réintervention, réanimation); des actes divers en B, Z; des produits pharmaceutiques, des fluides; du sang et dérivés; du temps de travail (médecins, infirmiers, A S H, ect...); de l'hôtellerie pendant le séjour;

- Coûts indirects sont ceux imputables à un service de soins ou à un malade, mais dont l'estimation dans les frais généraux proportionnellement à la durée du séjour, est basée sur la méthode des « clés de répartition. »

L'on pourrait intégrer dans les coûts indirects les coûts sociaux (la perte de salaire, la perte de production, l'invalidité, la perte de vie), mais du fait du risque du caractère subjectif très dominant des résultats, l'évaluateur préfère s'en tenir aux coûts médicaux. Par le biais de la non prise en compte des coûts sociaux donc des conséquences sociales des infections nosocomiales, l'analyse coût-efficacité prouve ses limites. Mais il existe d'autres modes d'évaluation.

Pour illustration des différentes stratégies possibles et efficaces, les travaux de Lyli Moto [op. cit. p.131-134, (1995)] nous servent de référence aux solutions sur la question.

Les différents inputs utilisés X1 et X2, dans les stratégies possibles ici correspondant aux différents points (x) concourent à la production d'une unité d'output en santé. Mais seules les stratégies se situant sur la courbe enveloppe EE ont une efficacité technique.

A est une stratégie située sur la courbe EE, *B* est une stratégie non située sur EE. A titre de comparaison des stratégies *A* et *B* nous avons :

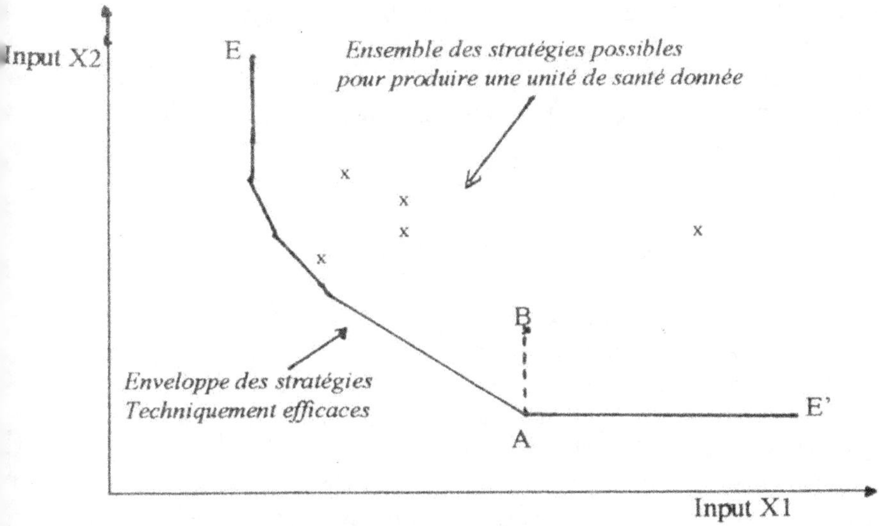

Il faut rapporter pour chacune d'elle l'input respectif à l'output correspondant, ce qui donne dans l'ordre :

(*X1*) x (*X2*a) / *A*

(*X1*) x (*X2b*) / *B*

X2a indique la valeur quantitative de l'input X2 (sur l'ordonnée) correspondant à la stratégie *A*;

X2b est la valeur quantitative de l'input X2 (sur l'ordonnée) correspondant à la stratégie *B*.

Il se dégage une nette préférence pour la stratégie *A* parce qu'elle traduit la combinaison la meilleure, parce qu'elle implique un moindre coût (X1x X2a) pour une unité d'output en santé, la même que la stratégie *B* pour laquelle le coût est plus important (X1 x X2b); X2b étant supérieur à X2a.

L'éventuel déplacement de la courbe enveloppe des stratégies efficaces vers la gauche, traduirait la non considération d'une stratégie possible - relevant plus de l'aspect médical et technique qu'économique. Ce qui dès lors fausserait les données d'analyse et impliquerait des décisions aux effets inefficaces par rapport aux objectifs fixés.

10. 6 Par l'approche coût-utilité

L'évaluation par l'approche coût-utilité a pour objet de maximiser le revenu, dès lors que pour un coût donné d'une campagne de santé, c'est l'optimum d'« utilité » qui est recherché. Cette approche se fonde sur la notion de productivité marginale et passe par des indicateurs unidimensionnels de l'utilité individuelle [Lyli Motto, (1995)] et ce, à travers par exemple le niveau d'efficacité de l'unité supplémentaire de santé. En comparaison d'un état de santé actuel à un état antérieur, se dégage pour chaque individu une préférence ce qui n'est pas sans traduire la « qualité » de soins que perçoit l'individu. L'évaluation coût-utilité par la notion « qualité » qu'elle suggère, est très ambitieuse et diffère de l'évaluation coût-efficacité.

Elle est l'objet de beaucoup de controverses du fait même de l'absence de consensus autour de qu'est-ce la qualité de vie ? concept qui se situe à la croisée de maintes disciplines telles l'économie, la médecine... et dont le sens est sujet à variation selon les auteurs [Cialdella, cit. par Lamau, (1992) et Launois, (1993)].

Pour la qualité de vie plusieurs méthodes[Lily Motto, (1995)] de la révélation des préférences sont effectuées. Elles sont sériées en deux catégories opposables, celles qui relèvent de l'expérimentation et celles qui tiennent à l'observation [Auray, (1993)].

- les méthodes dites expérimentales en ce sens qu'elles situent l'individu comme acteur dans un jeu de rôle qui l'amène à dire ses préférences par rapport à plusieurs états de santé qu'on lui soumet. Ce sont par exemple celles dites de loterie « *Standard Gambe* », de marchandage de temps « *Time Trade-Off* », d'équivalent années de vie en bonne santé « *Healthy years equivalent* », de consentement à payer « *Willingness to pay* » et la plus utilisée la QALYs qui évalue une année de vie gagnée en la pondérant par la qualité de vie qui caractérise cette année.

Concernant la méthode QALYs - au-delà de la difficulté conceptuelle de qualité de vie qu'elle pose - bien qu'elle permette la mise en parallèle des utilités reconnues à différents états de santé par un individu ou à un état de santé par divers individus, il n'en demeure pas moins qu'elle suscite une certaine réserve voir critique chez des auteurs comme Lamau, Auray, Spilker etc. [Lamau, (1993) cité dans Lily Motto op. cit. p. 139] souligne « *Les soupçons se confirment lorsque l'on constate certaines dérives actuelles provenant du QALYs. Il arrive que la survie, évaluée avec l'échelle des QALYs, soit estimée pire que la mort. C'est le cas notamment des patients en PVS* (1) *mais aussi d'autres pathologies extrêmement invalidantes. Si l'on ne se pose pas la légitimité d'une telle estimation, non seulement la suspension des traitements, mais l'euthanasie active peuvent apparaître dès lors justifiées* ».

- les méthodes dites d'observation qui se fondent sur des questionnaires faisant ressortir des indications qui permettent l'individu dans un état de santé donné et pas un autre. Il est même appliqué par certains le procédé de quantification (scorage) du résultat en un seul chiffre à partir du système de cotation des réponses fournies. Ainsi par la règle de la pondération, de la notion d'efficacité on trouve celle de l'utilité.

Il arrive que d'autres appliquant le principe de scorage ne retiennent pas un seul chiffre mais plusieurs chiffres - relatifs à des aspects hétérogènes, énergie, sommeil, douleur etc - dont on ne peut faire la sommation.

Nous retiendrons deux principaux questionnaires : le *Nottingham Health Profit* (NHP) (Indicateur de Santé Perceptible de Nottingham, ISPN) il est applicable à toutes les pathologies; et le *Living With Asthma* (LWA) ou la Qualité de Vie Subjective de l'Asmathique(QVSA). Pour qu'ils soient intrinsèquement de qualité comme indicateurs ils doivent répondre aux critères de validité ou cohérence, reproductibilité et sensibilité [Auray, (1993)].

10.7 L'évaluation par l'approche médico-économique

10.7.1 L'exemple du PMSI

Progressivement sur quatre points, nous proposons d'expliquer aussi simple que possible le PMSI.

- Genèse :

C'est en réaction aux comptes déficitaires de *Medicaire* (1981-1982) et aux coupes dans les budgets sociaux par l'administration Reagan, que la recherche de solutions nouvelles de la rémunération des hôpitaux retiendra la formule du forfait à la pathologie. Ce sont les travaux de Robert Fetter Professeur à l'Ecole de Gestion de YALE (1980) qui dégagera des indicateurs rigoureux permettant de caractériser un séjour hospitalier puis d'en prévoir le coût, qui retiendront particulièrement l'attention. Le *Diagnostic Related Group* (DRG) proposé par Fetter prend en compte cinq variables qui sont :

. le diagnostic principal de séjour à l'hôpital;
. le type de l'intervention chirurgicale;
. l'âge;
. le sexe;
. les diagnostics associés.

Sur la base des données contenues dans le DRG l'hôpital arrive à déterminer le forfait correspondant.

La France comme d'autres pays européens s'inspirera des fondements théoriques des travaux américains pionniers en la matière, pour adopter et expérimenter le principe du PMSI. Les premiers jalons seront posés en 1982. De 1982 à 1985 se fera l'adaptation du DRG. Mais c'est seulement à partir de 1989 que se manifeste une véritable volonté politique de mise en place du PMSI par des mesures financières incitant tous les établissements de plus de 100 lits actifs faisant fonction publique –autrement les PSPH- à se doter d'un Département d'Information Médical (DIM). (6) Concernant les cliniques à but lucratif, une tarification à la pathologie est entrée en vigueur dès 1991.

La mise en œuvre du PMSI prévoit sur la base du critère de la Commission Nationale Informatique et Liberté (CNIL) d'« anonymisation » des informations relatives au patient, de faire muter le Résumé de Sortie Clinique (RSC) autrement le Résumé Unité Médicale (RUM), en Résumé de Sortie Standardisé (RSS) Toutefois une trace de la correspondance entre le RSC et le RSS sera conservée, mais seul le médecin responsable du DIM y a accès. C'est sur la base d'un algorithme groupeur que chaque RSS est affecté dans l'un des 417 groupes préétablis appelés les Groupes Homogènes de Malade (GHM.) La DRASS qui reçoit les données médicales et comptables - les RSS sont reçues en Résumés de Sortie Anonymisés (RSA) - soucieuse d'une plus grande fiabilité de celles-ci, se verra dotée de deux Logiciels le GENRSA (8) en mars 1995 et le MAHOS (9) un mois plus tard.

Le PMSI resté longtemps dans une phase expérimentale sera rendu obligatoire par l'ordonnance du 24 avril 1996 à partir de janvier 1997.

- Question de concept et objet :

Le Dr Blum alors chargé de la Mission PMSI au Ministère de la santé en 1991 souligne que « *l'objectif du PMSI est de permettre aux professionnels de la santé - et au-delà de la collectivité - de décrire l'activité des hôpitaux et de maîtriser l'évolution des dépenses* ».

Le recours au PMSI s'inscrit dans une logique de substituer le mode de financement des hôpitaux par allocation budgétaire fondée sur l'approche prévisionnelle au mode de financement par dotation globale jusqu'ici pratiquée. Ainsi, la loi hospitalière n° 91-748 du 31 juillet 1991 dans son premier chapitre stipule : « *Les établissements de santé, publics ou privés, procèdent à l'analyse de leurs activités. Dans le respect du secret médical et des droits des malades, ils mettent en œuvre des systèmes d'information qui tiennent compte des pathologies et des modes de prise en charge en vue d'améliorer la connaissance et l'évaluation des activités et des coûts, et de favoriser l'optimisation de l'offre de soins* ». C'est alors que le PMSI s'inscrit comme outil ou mode de description médico-économique.

- Outil de gestion de l'activité médicale :

La difficulté de gestion du PMSI est telle que, une pathologie au sens générique peut donner lieu à plusieurs GHM. Ce sont les Catégories Majeures de Diagnostics (CMD) 24 au total, déterminées à partir des données du RSS qui indiquent avec précision le type de GHM. Pour exemple de types de GHM à titre indicatif nous citerons :

. l'appendicectomie non compliquée, d'un patient de plus de 69 ans et/ou complications médicales associées;

. l'appendicectomie compliquée, d'un patient de plus de 69 ans et/ou complications médicales associées.

Quant au RSS, il contient au maximum 22 données dont 11 administratives et 11 médicales. Ces données décrivent le séjour du patient au niveau d'un service. Elles correspondent à des informations médicales codées (CIM-9 et CDAM) autrement Classification Internationale des Maladies et Cataloques Des Actes Médicaux. Ces données sont de trois types : le Diagnostic Principal, les Diagnostics Associés et les Actes. Il est à noter que le Catalogue des Actes Médicaux (CDAM) diffère de la Nomenclature Générale des Actes Professionnels (NGAP) qui ne permet aucun recoupement n'est possible. A la phase finale de traitement économico-financier des données intervient la Comptabilité Analytique d'Exploitation Hospitalière (CAEH.)

- Outil d'évaluation de l'activité médicale :

L'activité médicale à l'hôpital est analysée sur la base des trois catégories d'indicateurs suivants :

. Indicateurs de ressources, c'est-à-dire les Personnels, les Matériels et les Structures médico-techniques ;

. Indicateurs d'activités, à savoir le nombre d'entrées, de journées d'hospitalisation, de consultations, d'actes biologiques et d'actes médicaux ;

Ces deux premiers indicateurs permettent le calcul des indicateurs d'utilisation des ressources tels que la Durée moyenne de du séjour, le taux d'occupation des lits ou des locaux de consultation et le taux d'utilisation des plateaux techniques.

. Indicateurs de productions principalement fondés sur le Diagnostic devant correspondre à une seule des Catégories Majeures de Diagnostic (CMD) - au nombre de 24 dans la version française. L'Automatic Interaction Detector (AID) intervient nécessairement comme indicateur.

Hachtuel, Moisdon, Molet, (1985) résument bien l'évaluation médico-économique de l'activité médicale :

« *L'ensemble des patients est réparti en groupes homogènes de malade (GHM), constitués de telle façon qu'à l'intérieur de chaque groupe de diagnostics la variance d'une variable représentant le mode de prise en charge soit minimale. Les patients d'un GHM présentent ainsi des caractéristiques cliniques a priori homogènes, et chaque GHM est en principe un iso-coût.. Pour chaque GHM, on cherche à obtenir un calcul de coût moyen de prise en charge. S'appuyant sur la comptabilité analytique des hôpitaux inclus dans l'étude, et distinguant les coûts de structures, les coûts logistiques et les coûts médicaux, le séjour d'un patient est découpé en unités élémentaires, pour chacune desquelles on définit un indice de coût de revient. La valorisation de cet indice permet de calculer le coût de la prise en charge d'un patient.* ».

Autrement, l'activité médicale appréhendée par la méthode du PMSI est déterminée de manière globale en fonction de la valeur pondérée par type de GHM (10.) Dès lors pour chaque établissement, la définition du volume réel des activités de soins MCO (Médecine, Chirurgie et Obstétrique) de courts séjours ne doit plus poser de problème. Ce volume est exprimé en termes indiciaires - nombre de points - c'est-à-dire en Indice Synthétique d'Activité (ISA) avant d'être calculé en valeur selon le critère régional de gestion de l'enveloppe des dépenses hospitalières.

C'est en fait sur la base de la formule indiciaire qu'est déterminée la « dotation budgétaire théorique » comme référent en rapport avec les soins de courte durée. Cela dans l'objectif d'une comparaison avec la dotation budgétaire réelle dont l'établissement a bénéficié pour produire les soins identiques.

Schématiquement la comparaison entre établissements des dotations budgétaires que permet le PMSI, suppose le calcul de :

■ la somme régionale des dotations budgétaires réelles en soins de courte durée MCO en défalquant des dotations budgétaires globales réelles, les budgets affectés aux activités autres que MCO;

■ la valeur régionale du point d'activité de MCO par le rapport :

$$\frac{\text{Somme régionale dotations budgét. réelles en soins de courte durée}}{\text{Somme régionale des points d'activité}}$$

■ la dotation budgétaire théorique MCO de chaque établissement par le produit :

La valeur régionale du point d'activité **x** (*multipl. par*) le total des points d'activité de l'établissement.

Les résultats issus de la comparaison des dotations d'établissement par rapport à la moyenne régionale (11) conduit les autorités sanitaires et sociales indiquées à pallier la sous-dotation ou la sur-dotation apparente de tel ou tel établissement. Ainsi, la DRASS peut initier au même titre que la DDASS grâce au module d'aide à la décision intégré du MAHOS, et d'autre part procéder par simulation, à des réajustements budgétaires annuels. Quatre paramètres entrent en ligne de compte dans chacune des simulations :

- une marge d'incertitude dans laquelle les écarts de dotation enregistrés ne sont pas susceptibles d'impliquer un ajustement budgétaire sur la base de la sur ou la sous-dotation affichée des établissements;

- le taux d'actualisation de l'année « *n* », permettant d'obtenir la somme budgétaire de l'année d'avant « *n*-1 » en francs « *n* »;

- un pourcentage de tacite reconduction de la dotation actuelle des établissements;

- un pourcentage maximum d'évolution de la dotation des établissements sous-dotés.

L'on retiendra que le PMSI au-delà de sa fonction d'évaluation de l'activité médicale, sert aussi de base de calcul pour la rémunération de l'activité hospitalière de soins, ce qui par conséquent le rend déterminant pour la contractualisation (contrat d'objectif) et l'accréditation.

10.7. 2 Le PMSI : explication par l'exemple

- L'exemple théorique de calcul du coût d'un séjour MCO

1) Chaque établissement transmet un fichier séjour qui comprend un enregistrement par séjour. Pour exemple, voici un des enregistrements et les caractéristiques qu'il présent :

   SAC: Section d'Analyse Clinique; SAMT: Section d'Analyse Médico-Technique

   Sur la base : SAC=3 jours; SAC2 = 2 jours; SAMT= 30 IC.; SAMT2 = 850 B, médicament et sang directement affectés = 1 500 F; actes extérieurs = 500 F.

2) Le fichier administratif contient les données qui suivent:

SAC :	5 MF 1 000 jours	Coût journée : 5 000 F
SAC2	3 MF 3 000 jours	Coût journée : 1 000 F
SAMT:	10 MF 125 000 ICR	Coût ICR : 80 F
SAMT2 :	3 MF 2,5 MB	Coût B : 1,20 F

SA Blanchisserie :	1 MF 20 000 journées pour le MCO de l'établissement	Coût journée : 50 F
SA restauration :	1,5 MF	Coût journée : 75 F
SA Logistique autres MCO :	5 MF	Coût journée : 250 F
SA Structure MCO :	2 MF	Coût journée : 100 F

3) Coût total du séjour = (5 000 x 3) + (1 000 x 2) + (80 x 30) + (1,2 x 850) + 1 500 +500 + 5 (50 + 75 + 250 + 100) = **24 795 F**.

1.0.7.3 Exemple de réalisation du PMSI en 1995 à travers quelques tableaux : le cas d'un hôpital parisien dans la phase expérimentale du programme

Cet exemple que nous introduisons à titre indicatif au travers des tableaux qui servent d'appui, ne résume pas le mécanisme complexe qui sous-tend la réalisation du PMSI. Toutefois, par l'interprétation de ces tableaux, il permet une visibilité plus probante qu'auparavant, des coûts relatifs par section mais surtout par produits imputables directement au malade. A propos des tableaux il faut remarquer qu'ils sont fondés sur le principe comptable à partie double et sont confectionnés sur la base de la comptabilité analytique :

Analyse de la : Neutralisation des charges directement imputées aux patients.- Tableau 1 (pp.178 -179)

- d'un côté sur la colonne de gauche se trouvent les *Sections de déversements* au nombre de 38 correspondant chacune à un montant précis et dont le total indique la somme globale de l'établissement;

- de l'autre sur la colonne de droite figure *Total section après neutralisation* devant correspondre à un montant similaire à celui de la colonne de gauche. Nous constatons cependant une différence sur laquelle nous reviendrons.

Comme indiqué dans l'intitulé du tableau, ne sont retenus (ou neutralisés) que les charges relatives aux produits médicaux directement affectés aux patients, et récapitulés dans les colonnes intermédiaires et dans celles aux extrémités du tableau. Ainsi, dans une approche horizontale du tableau, le montant respectif des colonnes correspondant aux prothèses, produits sanguins et les actes effectués à l'extérieur, est défalqué du montant initial de la colonne de déversement généralement. S'obtient alors la différence entre le montant total - du produit destiné au patient - prévisionnel de la comptabilité analytique, et le montant correspondant des produits effectivement affectés aux patients sur la base des données du DIM.
De façon concrète à titre d'illustration référons-nous aux sections de déversements 22, 23 3.

- au niveau 22 / *Hémodynamique*, figure en montant dans *Total section* **6 104 581,** mais du fait qu'on retrouve dans les colonnes *Montant total des prothèses* et *Montant résiduel des prothèses* la même somme à savoir 286 193, l'on déduit qu'il n'y a pas eu consommation de ce produit, par conséquent on retrouve dans la colonne *Total section après déversement les* **6 104 580,84** prévu initialement. Pour précision, la minime différence tient simplement à l'arrondi par excès effectué au départ.

- au 23 3 / *Bloc cardio* dans les **2 873 617** de la colonne *Total section* est prévu un montant de 2 768 045 consacré aux prothèses à titre d'affectation aux patients. En affectation effective colonne *Neutralisation des prothèses affectées* est consacrée la somme de 2 267 711 ce qui explique les 500 334 de la colonne *Montant résiduel des prothèses.* Les **605 906, 11** dans la colonne *Total section après neutralisation* font la différence entre ce qui est dépensé pour les patients et les **2 873 617** pour le 23 3 sont en prévision de dépenses.

La démarche est la même pour le reste du tableau. Il faut arriver à situer les écarts entre prévisions et réalisations. Pour conclure, l'important est de retrouver l'équilibre comptable. Si A, B, C symbolisent les montants des différentes colonnes de neutralisation des produits affectés et actes externes effectués, nous obtenons une somme totale de *6 248 621* (4 152 349 + 1 382 212 + 714 060), qui ajoutée aux *270 084 692 du Total section après neutralisation* (colonne de droite) est égale à **276 333 313** de la colonne *Total section* à gauche. La balance est en effet carrée.

Analyse de la : Répartition de la logistique médicale en francs. Tableau 2 (pp.180 -181)

Dans ce tableau de synthèse sont récapitulées les données chiffrées des sections auxiliaires arrêtées sur la base de clefs de répartition. Le principe de l'équilibre reste valable et d'entrée de jeu on retrouve le même montant dans le *Total avant* et *après répartition* (colonne de gauche et de droite).

Pour simplifier, nous restons dans les charges directes relatives aux patients. Ce qui nous amène à considérer la colonne *Restauration malades*. Par spécialisation médicale à partir de la section de déversement 29 à la section 38, on enregistre différents montants sauf pour les sections 30 et 37, ce qui s'explique fort bien.

On retient comme enseignement que ces tableaux ici présentés, témoignent de l'intérêt à situer l'activité hospitalière dans un cadre de production où s'articuleraient le souci de l'équité et celui de la maximisation de la quantité et de la qualité.

Tableau 1 : *Neutralisation des charges*

	SECTIONS DE DEVERSEMENT	TOTAL SECTION	MONTANT TOTAL DES PROTHESES	NEUTRALISATION DES PROTHESES AFFECTEES	MONTANT RESIDUEL DES PROTHESES
1	DIRECTION GENERALE	5 240 827			0
2	FINANCES COMPTABILITE	5 662 604			0
3	DSHT	5 185 776			0
4	SERVICE DU PERSONNEL	3 660 029			0
5	INFORMATIQUE	1 413 323			0
6	GESTION DES MALADES	6 513 614			0
7	ENTRETIEN	5 243 943			0
8	MAINTENANCE MEDICALE	1 378 314			0
9	ENERGIE CHAUFFAGE CLIMAT	664 950			0
10	NETTOYAGE	3 942 272			0
11	TRANSPORTS-GARAGE	360 482			0
12	BLANCHISSERIE	4 676 705			0
13	RESTAURATION MALADES	3 771 157			0
14	RESTAURANT PERSONNEL	6 106 431			0
15	COMMUNICATION	6 702 078			0
16	LABO BACTERIO-HEMATO	6 263 101			0
17	LABO BIOCHIMIE-SERO	9 157 811			0
18	LABORATOIRE ANAPATH	3 496 707			0
19	TRANSFUSION SANGUINE	1 943 676			0
20	RADIOLOGIE	10 641 379			0
21	SCANNER	4 641 206			0
22	HEMODYNAMIQUE	6 104 581	286 193		286 193
23	BLOC OPERATOIRE INDIFFERENCIE	29 407 839	7 026 858	4 152 349	2 874 509
23.1	BLOC ORTHO	4 103 608	3 853 602	1 884 638	1 585 891
23.2	BLOC DIGESTIF	1 205 765	211 046		211 046
23.3	BLOC CARDIO	2 873 617	2 768 045	2 267 711	500 334
23.4	BLOC THORA	654 640	172 601		172 601
23.5	BLOC UROLOGIE	419 442	21 584		21 584
24	BLOC ANESTHESIE	15 607 751			0
25	BLOC CEC	4 362 693			0
26	PHARMACIE	992 141			0
27	STERILISATION	1 837 219			0
28	DIM	752 350			0
29	REA POLYVALENTE	17 980 944			0
30	REANIMATION CARDIAQUE	7 976 860			0
31	CHIRURGIE ORTHO	14 818 403			0
32	CHIRURGIE DIGESTIVE	16 725 793			0
33	CHIRURGIE THORACIQUE	11 375 060			0
34	CHIRURGIE CARDIAQUE	14 826 152			0
35	CHIRURGIE UROLOGIQUE	17 577 916			0
36	COURT SEJOUR LITHOTRISIE	2 210 231			0
37	HEMODIALYSE	13 578 595	12 380		12 380
38	CONSULTATIONS	9 532 401			0
	TOTAL	276 333 313	7 325 431	4 152 349	3 173 082

* Les actes à l'extérieur de réanimation spécialisé sont rattachés à la spécialité

directement imputées aux patients,(p.178-179).

MONTANT TOTAL DES PRODUITS SANGUINS	NEUTRALISATION DES PRODUITS SANGUINS AFFECTES	MONTANT RESIDUEL DES PRODUITS SANGUINS	MONTANT TOTAL DES ACTES EXTERIEURS	NEUTRALISATION DES ACTES EXTERIEURS AFFECTES	RESIDUEL DES ACTES EXTERIEURS	TOTAL SECTION APRES NEUTRALISATION
		0			0	3 240 826,53
		0			0	3 662 604,22
		0	1 429		1 429	3 185 775,51
		0	40 855		40 855	3 660 029,44
		0			0	1 413 323,42
		0			0	6 513 614,18
		0			0	5 243 942,93
		0			0	1 378 314,00
		0			0	664 949,73
		0			0	3 942 272,39
		0			0	360 482,29
		0			0	4 676 704,74
		0			0	3 771 157,00
		0			0	6 106 430,84
		0			0	6 702 078,13
		0	229		229	6 263 100,51
		0	17 484		17 484	9 157 811,13
		0			0	3 496 706,69
1 943 676	1 382 212	561 464			0	561 463,96
		0			0	10 641 379,39
		0			0	4 641 205,98
		0			0	6 104 580,84
		0	59	0	59	25 255 489,55
		0			0	2 218 971,25
		0	59		59	1 205 765,01
		0			0	605 806,11
		0			0	864 839,70
		0			0	419 441,90
		0			0	15 607 750,57
		0			0	4 362 692,68
		0			0	992 141,03
		0			0	1 837 218,66
		0			0	752 350,33
		0	26 399		26 399	17 980 943,53
		0			0	7 976 860,09
		0	63 185	59 951	3 234	14 758 451,51
		0	97 262	74 722	22 540	16 651 070,32
		0	442 990	400 298	42 693	10 974 761,85
		0	159 182	150 490	8 692	14 675 662,11
		0	32 136	28 598	3 537	17 549 317,89
		0			0	2 210 231,33
		0	118 248		118 248	13 578 595,46
		0	1 288		1 288	9 532 401,34
1 943 676	1 382 212	561 464	1 000 746	714 060	286 686	270 084 692

Tableau 2 : *Répartition de la logistique*

	SECTIONS DE DEVERSEMENT	TOTAL AVANT REPARTITION	INFORMATIQUE	MAINTENANCE MEDICALE
1	DIRECTION GENERALE	3 240 827	6 025	0
2	FINANCES COMPTABILITE	3 662 604	309 372	0
3	DSHT	3 185 776	419 300	0
4	SERVICE DU PERSONNEL	3 660 029	0	0
5	INFORMATIQUE	1 413 323	0	0
6	GESTION DES MALADES	6 513 614	463 566	0
7	ENTRETIEN	5 243 943	246	0
8	MAINTENANCE MEDICALE	1 378 314	2 459	0
9	ENERGIE CHAUF CLIMAT	664 950	0	0
10	NETTOYAGE	3 942 272	0	0
11	TRANSPORTS-GARAGE	360 482	0	0
12	BLANCHISSERIE	4 676 705	0	0
13	RESTAURATION MALADES	3 771 157	0	0
14	RESTAURANT PERSONNEL	6 106 431	0	0
15	COMMUNICATION	6 702 078	0	0
16	LABO BACTERIO-HEMATO	6 263 101	0	13 808
17	LABO BIOCHIMIE-SERO	9 157 811	0	13 808
18	LABORATOIRE ANAPATH	3 496 707	0	13 808
19	TRANSFUSION SANGUINE	561 464	0	0
20	RADIOLOGIE	10 641 379	0	0
21	SCANNER	4 641 206	0	0
22	HEMODYNAMIQUE	6 104 581	123	0
23	BLOC OPERATOIRE	25 255 490	5 164	179 501
24	BLOC ANESTHESIE	15 607 751	0	179 501
25	BLOC CEC	4 362 693	615	55 231
26	PHARMACIE	992 141	246	0
27	STERILISATION	1 837 219	0	27 615
28	DIM	752 350	0	0
29	REA POLYVALENTE	17 980 944	5 902	138 077
30	REANIMATION CARDIAQUE	7 976 860	0	276 155
31	CHIRURGIE ORTHO	14 758 452	246	13 808
32	CHIRURGIE DIGESTIVE	16 651 070	1 230	13 808
34	CHIRURGIE THORACIQUE	10 974 762	1 476	13 808
35	CHIRURGIE CARDIAQUE	14 675 662	2 336	13 808
36	CHIRURGIE UROLOGIQUE	17 549 318	18 690	13 808
37	LITHOTRISIE	2 210 231	0	0
38	HEMODIALYSE	13 578 595	0	386 617
39	CONSULTATIONS	9 532 401	176 327	27 615
	TOTAUX (après répartition)	270 084 892	1 413 323	1 380 773

médicale en francs,(p.180-181).

…E	STERILISATION	BLANCHISSERIE	RESTAURATION MALADES	TOTAL DE LA LIGNE	TOTAL APRES REPARTITION
0	0	0	0	3 246 852	3 246 852
0	0	0	0	3 971 976	3 971 976
0	0	0	0	3 605 075	3 605 075
0	0	3 203	0	3 663 233	3 663 233
0	0	0	0	1 413 323	0
0	0	2 711	0	6 979 892	6 979 892
0	0	11 603	0	5 255 792	5 255 792
0	0	0	0	1 380 773	0
0	0	0	0	664 950	664 950
0	0	18 593	0	3 960 866	3 960 866
0	0	0	0	360 482	360 482
0	0	7 220	0	4 683 924	0
0	0	24 418	0	3 795 575	0
0	0	65 528	0	6 171 959	6 171 959
0	0	14 641	0	6 716 719	6 716 719
0	64 524	38 479	0	6 379 912	6 379 912
0	0	37 976	0	9 209 595	9 209 595
0	599	9 773	0	3 520 887	3 520 887
0	0	0	0	561 464	561 464
948	2 741	45 594	0	10 699 662	10 699 662
948	1 344	19 901	0	4 672 399	4 672 399
685	25 322	14 629	0	6 204 340	6 204 340
633	1 158 597	640 114	0	27 308 498	27 308 498
318	89 275	0	0	16 005 845	16 005 845
948	10 848	0	0	4 439 334	4 439 334
0	0	2 368	0	994 755	0
0	0	15 705	0	1 880 539	0
0	0	0	0	752 350	752 350
108	42 516	627 303	103 425	19 067 275	19 067 275
685	49 990	0	0	8 362 690	8 362 690
685	110 791	509 925	1 124 328	16 577 235	16 577 235
580	54 436	521 659	514 070	17 835 852	17 835 852
685	20 692	444 110	535 646	12 050 179	12 050 179
790	54 788	503 325	706 244	15 995 954	15 995 954
580	80 474	595 126	699 973	19 036 969	19 036 969
0	0	34 673	0	2 244 904	2 244 904
213	101 652	412 667	111 889	14 740 634	14 740 634
948	11 949	62 679	0	9 820 920	9 820 920
755	1 880 539	4 883 924	3 795 575	284 233 582	270 084 692

Notes

(1) Les circulaires du 24/07/1989 et du 12/02/1990 1983, incitent financièrement les établissements hospitaliers participant au service public et de plus de 100 lits actifs à se doter de DIM.

(2) La circulaire n°79 du 14 février 1985 : relative à la mise en place de la comptabilité analytique dans les établissements publics, prévoit le calcul des coûts par GHM.

(3) Circulaire n° 303 du 24 juillet 1989 : généralisation du PMSI dans le secteur public, création des DIM et attribution des moyens financiers.

(4) La circulaire du 19/11/1991 précise que le PMSI sera utilisé comme outils d'allocation externe de ressources.

(5) « *L'expérimentation de l'évaluation de nouveaux mode de financement et de gestion des établissements hospitaliers* », C. Renou, D. Gauthier, J.M. Rodriguès, V. Vu Tien, Rapport au ministre de la Santé, sept. 1982.

(6) Les circulaires n°303 du 2/07/1989 et n°325 du 12/02/1990.

(7) Dans le cadre des accords sur la maîtrise des dépenses de santé et la loi du 31/07 1991 relative à la réforme hospitalière.

(8) Le logiciel GENRSA convertit les RSS en RSA, aussi par une clé de contrôle qu'il détermine, il garantit la qualité des informations du RSS qui fournit la liste des dossiers à analyser. Et l'utilitaire FICHSUP qui accompagne la 3E génération dudit logiciel, permet de saisir les coefficients des actes externes tels que.

(9) Le logiciel MAHOS permet : le contrôle de la quantité des données d'information reçues, l'estimation du taux d'exhaustivité régionale et du nombre de séjours manquants valorisés au poids régional moyen du séjour - ces séjours manquants ne comptent pas pour l'évaluation en points de l'activité des établissements -, le calcul du nombre de points d'activité par établissement et le calcul des dotations budgétaires théoriques.

(10) La valeur pondérée ou poids économique relatif de chaque GHM, est fixée au plan national en fonction d'une échelle de coûts obtenus à partir d'un échantillon d'établissements dotés d'une comptabilité analytique détaillée et fiable.

(11) La base de calcul de ces dotations est régionale en France métropolitaine (La Corse comprise) et à la Réunion, et interrégionale dans les Antilles-Guyanne.

Conclusion

Pendant presque un quart de siècle entre les mesures instituant entre autres les Statistiques d'Activité des Praticiens (T.S.A.P.) dès 1971 comme moyens de suivi des consultations et des prescriptions médicales, et par ailleurs les réformes Juppé de 96, le déficit de la Sécurité Sociale n'a cessé d'augmenter. Le caractère récurrent du débat suscité par la situation de plus en plus alarmante de l'institution, est la preuve des intérêts divergents mettant en scène les partenaires sociaux, l'état et la nation. Fort malheureusement du fait de la difficulté à réajuster les mécanismes archaïques des organismes sociaux par voix législatives, les pouvoirs publics au fil des gouvernements successifs n'ont cessé d'agir que sur la seule variable financière par l'augmentation systématique des prélèvements payés par les seuls actifs percevant des revenus d'activité.

Dès lors, la résolution du problème de déficit sur la base de la seule approche purement financière ne pouvait permettre de boucher le fameux « *trou* » de la Sécurité Sociale. D'autant que l'articulation entre la crise du système productif et celle du système français de la santé et de protection sociale n'a pas été considérée de tout temps, comme l'élément constituant le véritable nœud du problème. Nous avancions dans l'article « *La problématique des dépenses de santé en France* » en 96 dans les Cahiers du CRIEGE n° 96201 p. 7, la métaphore suivante : « *Le fait de pratiquer des prélèvements supplémentaires [...] sans qu'on ait pris le soin de s'appliquer à la maîtrise effective des dépenses de santé au niveau des différents acteurs ne serait-ce qu'au stade embryonnaire, équivaut à pratiquer une transfusion de sang sur un patient dont on n'a pas stoppé l'hémorragie par un système de garrot ou autre ».* Ainsi, le pilotage à vue dont la Sécurité Sociale a fait l'objet toute cette période durant, a conduit à un arrêt brutal - non sans conflits sociaux - en termes de loi instituant en fin le budget, par conséquent le moyen de la contrainte financière. Celle-ci se pose non pas comme frein mais comme moyen de pilotage c'est-à-dire de maîtrise avec tous les outils de gestion et de management que cela implique. Elle instaure dès lors un changement de point de vue difficile à mettre en œuvre mais dont la légitimité reste tangible.

C'est seulement à partir de ce moment qu'on peut parler d'une volonté politique réelle de maîtriser les dépenses de santé. Fort malheureusement, à la seule prononciation de « *maîtrise des dépenses de santé* », se manifeste l'amalgame introduit par la majorité d'entre nous en réduisant cela à une réduction systématique des dépenses. Par une approche lexicale personnelle nous dirons que maîtriser une situation de vie professionnelle ou sociale, c'est avoir un rapport équilibré avec ladite situation, autrement c'est réajuster la situation en éliminant les inconvénients ou préjudices que fait subir l'environnement. Dès lors, l'élimination ou la réduction ne se rapporte qu'à sur ce qui porte préjudice. Il est indéniable que nul ne peut ignorer le préjudice effectif et/ou potentiel de l'accroissement du déficit de la Sécurité Sociale. Et on ne peut le pallier sans adopter des mesures allant dans le sens de la maîtrise, autrement du réajustement à la fois structurel et financier.

Pour donner une idée de la nécessaire maîtrise des dépenses de santé, constatons que la France parmi les pays de l'OCDE est 3e pays en termes de dépenses de santé, et seulement 11e en termes de qualité. Ce diagnostic ferait sauter bon nombre d'entre nous, normal. Sauf qu'il ne faut pas douter un seul instant du haut professionnalisme des praticiens. Le 11e rang s'explique - pour simplifier - par le fait que la France supporte des charges d'inputs beaucoup plus importantes que ne le supportent les 10 premiers pays, pour une quantité donnée de biens et services médicaux.

La réforme qu'implique l'obligation de maîtrise des dépenses de santé, doit se traduire par la mise en place d'un nouvelle mode d'organisation et de gestion permettant un management de la chose sanitaire en adéquation au mieux avec le contexte économique et social évolutif. En réalité le débat porte plus aujourd'hui sur le mode articulatoire réformateur entre les exigences médicales et celles économiques et financières, dans un souci d'efficacité de la production, et de l'affectation des soins. L'on gagnerait plus à capitaliser les forces respectives qu'à cultiver leurs faiblesses ou divergences.

Table des sigles et abréviations

ACCOS : Agence centrale des organismes de Sécurité sociale.
ADIMEHP : Association pour le développement de l'information médicale dans les établissements d'hospitalisation privée.
ANACOR : Antenne d'accueil et d'organisation des urgences.
ANAES : Agence nationale d'accréditation et d'évaluation en santé.
ANDEM : Agence nationale pour le développement de l'évaluation médicale.
AQHP : Association qualité pour l'hospitalisation privée.
AVCI : Années de vie en facteur d'invalidité.
BACQP : Bureau de l'assurance qualité de l'hospitalisation privée.
CERC : Centre d'étude des revenus et des coûts.
CHQ : Centre hospitalier général.
CHR : Centre hospitalier régional.
CHRU : Centre hospitalier régional et universitaire.
CHU : Centre hospitalier universitaire.
CMD : Catégorie majeure de diagnostic.
CNAMTS : Caisse nationale d'assurance maladie des travailleurs salariés.
CNOS : Comité national des organisations sanitaires et sociales.
CPAM : Caisse primaire d'assurance maladie.
CRAM : Caisse régionale d'assurance maladie.
CREDES : Centre de recherche, d'études et de documentation en économie de la santé.
CROSS : Comité régional d'organisation sanitaire et sociale.
CSG : Contribution sociale généralisée.
CSMF : Confédération syndicale des médecins français.
DDASS : Direction départementale des affaires sanitaires et sociales.
DIM : Département d'Information Médicale.
DMS : Durée moyenne de séjour.
DRASS : Direction régionale des affaires sanitaires et sociales.
DRG : *Diagnostic Related Group* (voir GHM).
DRISS : Direction régionale et interdépartementale de la santé et de la solidarité.
EHP : Enquête sur l'hospitalisation privée.
ENSP: Ecole nationale de la santé publique.
FAS : Forfait d'accueil et du suivi du malade.

FEHAP: Fédération des établissements hospitaliers et d'assistances privés à but non lucratif.
FHF : Fédération hospitalière de France.
FIEP : Fédération intersyndicale des établissements d'hospitalisation privée.
FMF : Fédération des médecins de France.
FNMO : Fédération nationale des mutuelles ouvrières.
FNMF : Fédération nationale de la mutualité française.
FNMFAE : Fédération nationale des mutuelles de fonctionnaires et des agents de l'état.
FNMT: Fédération nationale des mutuelles des travailleurs.
FNOSS : Fédération nationale des organismes de sécurité sociale.
FSA : Forfait des salles d'accouchement.
FSE : Forfait de sécurité et d'environnement.
FSO : Forfait de salle d'opération.
GATT : General agreement on tariffs and trade.
GHM : Groupes homogènes de malades (équivalent *DRG*).
HCPSP : Haut Comité pour la Santé Publique
HMO : *Health maintenance organisation.*
IGAS : Inspection générale des affaires sociales.
IRM : Imagerie par résonance magnétique.
ISO : International Organization for Standarzation.
JCAHO : *Joint Commission on Accreditation of Healthcare Organization..*
MACIF : Mutuelle assurance des commerçants et industriels de France.
MAIF : Mutuelle assurance des instituteurs de France.
MATMUT Mutuelle assurance des travailleurs mutualistes.
MCO : Médecine-chirurgie-obstétrique.
MIMIC : *Multiple Indicators Multiple Causes.*
MG F : Médecins généralistes de France.
NGAP : Nomenclature Générale des Actes Professionnels.
OCDE : Organisation de coopération et de développement économique.
OMS : Organisation mondiale de la santé.
OMC : Organisation mondiale du commerce.
OQN : Objectif qualité national.
PMSI : Programme de médicalisation des systèmes d'information.
PSPH : Participation au service publique hospitalier.
QALY : *quality life year.*
RMN : Résonance magnétique nucléaire.
RMO : Référence médicale opposable.

RSS : Résumé de sortie standardisé.
RSF : Résumé standardisé de facturation.
SESI : Services des statistiques, des études et des systèmes d'information.
SML : Syndicat des médecins libéraux.
SPH : Service public hospitalier.
SROS : Schéma régional d'organisation sanitaire.
UNIOPSS : Union nationale interfédérale des oeuvres et organisations privés sanitaires et sociaux.
UHP : Union hospitalière privée.
UNIFED : Union des fédérations et syndicats des employeurs sans but lucratif du secteur sanitaire, médico-social et social.

Bibliographie

Aglietta M., *Régulation et crises du capitalisme*, Calmann-Lévy 1976.

Agragam A., in *La philosophie des sciences* s/s Jean Hamburger, Gauthier-Villars, 1986.

Alglave F. *Hôpitaux, Cliniques : Génération management*, Lamarre, 1993.

Amartya Sen, *Ethique et économie* PUF 1993.

Anastassopoulos J.P, *La stratégie des entreprises publiques L'efficience au service de l'intérêt général*, Edition Dalloz, 1980.

Andreff W., *Les multinationales globales*, La Découverte, coll. Repères, 1996.

Attali J. et Guillaume M., *L'anti-économique*, Ed. PUF, 1990.

Auray J. P. et Duru G., « *Le secteur de santé au sein de la structure productive française* » Revue d'Economie Financière, n°34, pp.71-80, 1995.

Arrow K.J. « *The Economics of Moral Hazard: Further Comment*», American Economic Review, 58, n°5, déc. 1963, pp. 941-973.

Arrow K.J. « *De la rationalité de l'individu et des autres dans un système économique* », Revue Française d'Economie, vol. 2, n°1, 1987.

Ashby J., *The Trend in Hospital Output and Labor Productivy*, PROPAC, Washington D.C. 1980.

Bacognano A. et Raffy-Pihan N., *L'emploi dans le secteur de la santé: évolution 1982-192*, Credes, n°1063, 1995.

Bacognano A. et Raffy-Pihan N., « *La valeur ajoutée dans le champ de la santé - Evolution 1984 - 1993* » Credes n°1186, 1997.

Barnes, « *Rationality and relativisme in economic geography : in interpretive review of homo economius assumption* » Progress in Human Geography, 12, 1988 p.477 in Problèmes économiques 24415 nov. 1995.

Barzic J-G. Delnatte & autres, *Analyse financière des établissements sanitaires et sociaux publics*, Ed. ENSP,
Baslé M. , Benhamou F., Chavance B., et autres, *Histoire des pensées économiques*, Les fondateurs, Sirey, 1988.
Batifoulier P., *Incitations et conventions dans l'allocation des ressources : une application à l'économie de la santé*, thèse d'université Paris X T. I et II 1990.
Beau M. & Dostaler G., *La pensée économique depuis Keynes*, Seuil, 1993.
Batteau., *Analyse et agrégation des préférences*, Ed. Economica. 1981, 305 p.
Beat Burgenmeier, *La Socio-Economie*, Economica, Economie Poche, 1994.

Bidet Eric (sous la dir.) *L'économie sociale : un secteur d'avenir?* Prob. Politiques et sociaux n° 798, Documentation Française, 1998.

Béjean S., *Economie du système de santé - Du marché à l'organisation*, Coll. « Approfondissement de la Connaissance Economique », 1994.

Beraud C., « *Ethique de la sécurité sociale* », in Revue française des affaires sociales, pp. 51-61. n°1, jan.-mars, 1991.
Beresniak A., G. Duru, *Economie de la santé*. Coll. Abrégées de médecine. Masson. 1995, 182p.
Beresniak A., F. Taboulet & G. Duru, « *Rationalité de la décision et choix éthique* », Journal d'Economie médicale, n°1, 14è année Janv. 1996 p.47.

Berthod-Wurmser M., « *Les services collectifs dans une économie en mutation* », Consommation n°4, 1985/1986.
Bertolus J.J., & Colson M.L., « *Santé business* », Science et Vie, Economie. N°41, juil.-août 1988.

Beye S., *La problématique des dépenses de santé en France*, Cahier d'études n°96201, 25 p., du CRIEGE de l'Université Paris XIII, déc. 1996.

Betoines. Alain, Chr. Dollo, *Dict. des Sciences économiques*, Armand Colin Ed. 1991.

Boisdeffre (de) L. « *Les activités de santé dans l'économie nationale* », in Rapport du Sénat : *Evolution à long terme* des *dépenses de santé et incidences macroéconomiques* 1992.
Bonnici Bernard, « *L'hôpital Enjeux et réalités économiques* ». Notes et Etudes n° 4949 La Documentation Française1992-4.
« *La politique de santé en France* », Que sais-je? PUF 1993.
Bouilloud J-P., « *La gestion: science ou technique ?* » in Probl. écono. n°2447, 22 Nov. 1995. pp. 1-3.
Boyer R., « *Les mots et les réalités* », in Mondialisation au-delà des mythes, La Découverte, coll. Les dossiers de l'état du monde, 1997.
Boyer R. & Saillard Y., *Théorie de la régulation. L'état des savoirs*, La Découverte, coll. Recherches, 1995.
Blanchard K. & Norman V. P., *Ethique et management*, Les Editions d'organisation 1988.
Brabant A., « *L'information médicale ou le P.M.S.I.: des contraintes à la pratique* », in Hospitalisation privée n°325, Fev.-Mars 1995 pp. 6-29.
Branciard A. & Huar P., *Stratégies et contradictions dans le système sanitaire*, LEST/CNRS 1989.
Brender A., *L'impératif de solidarité. La France face à la mondialisation*, La Découverte, 1996.
Briggs A., *The Welfare State in Historical Perspective*, Archives européenne de sociologie, II, 1, 1961
Brunet J. « *Quelques évidences sur l'évolution du système de santé* », Revue d'économie n° Spécial 1976.
Brunet J. « *Santé* » Chapitre 37, in Encyclopédie Economique, Economica 1990.
Bui Dang H.D, « *La santé au prix coûtant ?* » in Cahier de sociologie et de démographie médicale, XXXIIIe année, n°2, Avril-juin 1993.

Cahier d'étude et de réflexion, *La santé : usages et enjeux d'une définition, Coopérative d'édition de la vie mutualiste1er semestre1996.*

CAL M-L. « *Le nouveau dispositif de financement hospitalier français: une mise en perspective* » ou « *Le système français de financement hospitalier* » in Analyse financière/Mars 1995.
Caussat L., *La consommation médicale des français: une étude sur des données individuelles*, Rapport du Sénat 1992.
Caussat L. & Glaude M., « *Dépenses médicales et couvertures sociales* », *Economie et statistique*, n°265, 1993.
Castel R., « *Les métamorphoses de la question sociale* », Fayard, 1995.
Cibert A. *Comptabilité analytique*. Dunod, Paris, 1976.
Clément J-M., *La consommation médicale des français*. Notes et Etudes documentaires, La Documentation française 1980.
Clément J-M., *L'hôpital. Environnement, organisation*, gestion, Ed. Berger-Levrault 1982.
Clément J-M.(sous la direction de) *L'analyse hospitalière*, Documents santé, Ed. Berger-Levrault, 1995.
CNAMTS « *Evolution de l'offre de soins hospitalière en 1994* » in Hospitalisation privée n° 334.nov-déc. 1996.
CNAMTS « *Bilan statistique du fonctionnement en 1995 de la section sanitaire du comité national de l'organisation sanitaire et sociale* » in Hospitalisation privée, n°334 Mar.-Av. 96.
CNUCED, *Commerce des services: questions sectorielles*, New York, 1991.
Cohen R. & Lipszyc N. *Le Système de santé français. Pour une santé en meilleure santé*, Les Editions d'organisation 1995.
Commissariat général au Plan, *Système de santé, pouvoirs publics et financeurs : qui contrôle quoi ?*, La Doc. Française, 1987.
Commissariat général au Plan, *Santé 2010, Equité et efficacité du système*, groupe « *Prospective du système de santé* », présidé par R. Soubie, La Doc. Fr. Juin 1993.
Coca Elias et Dubois Joëlle, *Maîtriser l'évolution des dépenses hospitalières : PMSI*, Berger Levrault, 1992.
Cordier Alain, « *La santé est-elle un marché ?* », Problème politiques et sociaux, n°627, La Documentation Française
Cottenci B. & autres, *La pratique de la comptabilité hospitalière*, Dunod 1980.

CREDES, *Le système de santé en France. Organisation et fonctionnent*, CREDES, 1994.
Culmann H., *Les mécanismes économiques*, Que sais-je?, n°27, Xe Ed., PUF,1984.
Cresta J-P., *Théorie des marchés d'assurance*, Economica, 1984.

Darbon S. *Validité de l'application de la théorie microéconomique néo-classique au marché des soins médicaux*, Thèse de doctorat d'Etat 1983 (Mai).
Darbon S. & Letoumy A,. « *La microéconomie des soins médicaux doit-elle être nécessairement d'inspiration néo-classique ?* », in Sciences sociales et santé, vol. 1 mars, n° 2, 1983.
David M., *Les fondements du social de la IIIe République à l'heure actuelle*, Anthropos/Historiques 1992.
Debay O. & Vidal-Ginestie M., « *Planification-Evaluation-Tarification: Prospective* » in Hospitalisation privée n°330 Janv. Fev. 1996 pp.22-33.
Defalvard H., « *La méthodologie en sciences sociales : apport et limite de l'économie des conventions* » in Probl. Économiques n° 2308, 13 Janv. 1993 pp. 1-7.
Delanoë J-Y, « *Cinq ans de politiques de santé (1981-1985)* », Données sociales INSEE 1987.
Delaunay J-C.& Gadrey J., *Les enjeux de la société de service*, Presse de la Fondation nationale des sciences politiques, 1987.
Delmas P. *Le Maître des horloges*, Editions Odile Jacob, 1991.
Desroche H. « *Economie sociale et développements* »in Une doctrine pour l'Économie Sociale? *Acte du Colloque du C.E..A.M* 4è semaine d'Économie Sociale, Université du Maine, mai 1983.
Didier M., « *L'évaluation économique publique* », Colloque: Une pluralité d'approches méthodologiques, Documentation Française, 2 mars 1990.
Drivet René, Prevost Guy et Rejouan Yvon, *Analyse et gestion financière à l'hôpital*, *Nouvelles* éditions fiducières, 1994.
Dubrulle L. & Jourdan D. *Comptabilité analytique de gestion* Dunod, 1992.
Dumont J.P., *Les systèmes de protection sociale en Europe*, Economica 1992.

Dumont J-.P. « *Mutualité française, Sécurité sociale et compagnie d'assurance* » in *RECMA n°257, 1995*.
Dumont J-P. & Gibau. *Évolution récente et passée de la mutualité française entre Etat, Sécurité sociale et Marché de l'assurance 1945-1994* - XIe Colloque de l'ADDES (Assoc. pour le Développement de la Docum. sur l'Économie Sociale) Juin 1995.
Dupuy J-P & Karsenty S., *La logique cachée de la croissance de l'institution médicale*, 1975.
Durand Daniel *La Systémique*, PUF, coll. Que-sais-je? 1979.
Duriez M., « *La croissance récente de la consommation médicale* », in Solidarité Santé, nov.Déc. n°6, 1987.
Duriez M. & Lequet D., *Évaluation en santé et choix stratégique*, Edition de l'École nationale de santé publique, 1991.
Duriez M. & Lequet D., « *La régularisation des systèmes de santé en France : vers une nouvelle rationalité* », Solidarité Santé, Études statistiques, n°2, 1993.
Dusart E., *Le Budget global à l'hôpital*, éditions ESF, Paris, 1987.
Dutrenit J. M. *Gestion et évaluation des services sociaux*, coll. Gestion Ed. Economica 1989.

ENA, « *L'enveloppe global, instrument de maîtrise des dépenses de santé* », La Doc. Fra. 1991.
ENA, *Les nouveaux enjeux des politiques de santé: santé publique, organisation et systèmes d'information*, La Documentation française 1995.
EUROSTAF, (Europe Stratégie Analyse Financière) *Le marché mondial des réactifs et des, instruments de diagnostic*, Collec. Analyse de Secteur, 1991.
EUROSTAF *Les cliniques privées en France : nouvel environnement et perspectives*, collection Analyse de Secteur, 1991.
Euzeby A., « *Crise économique et crise de la protection sociale* », in Futiribles, Oct. Nov., n°92-93, 1985.
Euzeby A., « *La protection sociale en Europe: l'attentisme* », in Futuribles, oct. nov., n°92-93,1985.
Euzeby A., « *Financement de la protection sociale et vieillissement*, » in Futuribles, 4-5 oct. 1998.

Evans R-G., « *la structure particulière de l'industrie de santé : une intégration verticale incomplète* », in Revue française de finances publiques, 2è trimestre, 1983.
Ewald F., *L'État providence*, Grasset, 1986.
Ewald F., *Le problème français des accidents thérapeutiques, enjeux et solutions, Ministère de la Santé de l'action humanitaire*, sept.-oct., 1992.

Fardeau M., « *Le tiers secteur dans le domaine de la santé* » *dans* « *Le tiers secteur : un secteur non marchand* », in Recherches sociales, juil.-sept.n°67 , 1978.
Favreau O., « *Marchés internes, marchés externes* » Revue économique, 2 mars 1986.
Fauvet J-C & Buler N., *La sociodynamique du changement,* les Editions d'organisation 1992.
Fitoussi J-P & Le Cacheux J., « *Une interprétation keynésienne de la crise* », Théories de la crise, Point Seuil, 1986.
Faitout R. & Viens G., « *La gestion des achats et des stocks à l'hôpital* » Paris, ESF, Col. Feldstein M-S., « *Hospital cost inflation: a study of not profit pricing behavior* », in The American Economic Review, vol. 61, 1971.
Feldstein, M.S. 1974, - *Econometrie Studies of Health Economics*. Frontiers of Qualitative Economics, North Holland, Ed. Intriligator, Kendnsks, vol. II, 1974.
FNMF, *Classeur de données stratégiques : une analyse de l'environnement,* Documentation interne FNMF 1993.
Foulon A., « *Le domaine de la santé dans les activités économiques* » in La santé fait ses comptes. Une perspective internationale (textes présentés par Levy E.)
Fourastié J., *Les Trente Glorieuses ou la révolution invisible de 1946 à1975,* coll. Pluriel, Fayart, 1979.
Fourastié J.&J., « *La rué tertiaire* », in Futuribles, Juin 1989, pp. 21-34
Fraysse O., *La crise du système de santé aux Etat-Unis*, Problèmes politiques et sociaux, n°744, 10 Fév. 1995, La Doc. Française
Freedman D., « *Apport des sciences exactes au management et*

nouvelles science du management » in Pro. Économiques n°2337, 11 Aout 1993, pp. 166 La Doc. Française.
Foutoussi Paul & P. Resenvalon, « *Le nouvelle âge des inégalités* », Seuil 1996.
F.X Merrien « *L'Etat providence entre permanences structurelles et tensions sociales* », contribution au colloque « La fin des modèles suédois », Paris, centre culturel suédois, janvier 1995.

Gadreau M., « *Les fondements économiques d'une maîtrise des dépenses de santé* » in Revue française des affaires sociales, n°3, juillet-septembre 1981.
Gadrey J. *Productivité et évaluation des services : La construction sociale du produit*, Rapport pour le ministère de la Recherche, 1987.
Gadrey J., *L'économie des services*, La Découverte 1992.
Gadrey J., Noyelle T. & Stanback T., « *Efficacité comparée de la production de soins hospitaliers aux Etats-Unis et en France* », in Problèmes économiques, n° 2311, 3 Fév. La Documentation française 1993.
Gaspard M., *L'économie médicale et chirurgie dentaire*, Economica 1980.
Gaspard D., s/s la direction de S. Beye, « *Mise en place des coûts semi-directs par Groupes Homogènes de Malades* » Mémoire de maîtrise MST Gestion et Management de la santé Université Paris XIII, 1995.
Gauthier Gilles & Thibault Marie (s/s la Direction) *L'analyse coût-efficacité - Défis et controverses*, coll. Gestion Ed. Economica, 1993.

Gentil D. & Moureaux C., « *Quelles perspectives pour l'hospitalisation publique et privée ?* » in Hospitalisation privée n°332, Mars-Juin 1996 pp. 62-63.
Gibaud Bernard, « *De la mutualité à la Sécurité Sociale* », 1986 p. 115

Giraud C. & Launois R., *La santé libérée*, Ed. Economica, 1985.

Gireau Alexandra, *Évaluation médicale des soins hospitaliers,* 1992 Ed.

Gibaud B., *De la mutualité à la Sécurité Sociale.* Conflits et convergences, Ed. Ouvrières 1986.

Gibaud B., « *Origines et conséquences de la présence de finalités commerciales dans le champ de la protection sociale complémentaire* » in Sciences sociales et santé n°1, Mars 1990.

Gibeau B. « *Évolution passée et récente des mutuelles entre État, Sécurité Sociale et marché de l'assurance » 1850-1950.* - XIe Colloque ADDES, 1995.

Glachant J-M., « *Le marché et hors marché, une analyse économique des entreprises publiques* », Publication de la Sorbonne, 1994.

Godet M., « *Prospective, prévision et planification: pluralisme et complémentarités* », in Futuribles, n°71, Nov. 1983 pp. 129-133.

Godet M.,« *Définitions* » in les Cahiers français Juil-Sept. 1987, p. 14.

Greff X., *Nouvelles demandes, nouveaux services,* Rappel pour le Xe Plan, 1990.

Grejbine A., (sous la direction de) *Théorie de la crise et politiques économiques*, Point Seuil 1986.

Grejbne A., *La politique économique ou la maîtrise des contraintes*, Seuil économique 1991.

Grossmann M., « *On the concept of health capital and the demand for health* », in Journal of polical economy, vol. LXXX, Mars/Avril, n°2 1972.

Grossman M., « *The demand for the health after the decade* », in The Journal of Human Ressouces, 1982.

Guenon Alain, Pinson Gérard, Guauthier P-H., *L'analyse des coûts à l'hôpital,* Dunod 1981

Guerrien B., *L'économie néoclassique*, collection Repères, la Découverte 1989.

Guerrien B., (sous la direction de) « *Découverte de la microéconomie* », Les Cahiers Français, La Documentation française, Jan.-Fév., n°254, 1992.

Guitton H., « *La santé et le marché* », dans « *Santé de l'économie et économie de la santé* », in Revue prospective et Santé, automne-hiver, n°47/48, 1988.

Hamburger J. (s/s la Direction) *La Philosophie des Sciences aujourd'hui*, Editions Gauthier Villars, 1986.
Haut Comité pour la santé publique, *Stratégie pour une politique de* santé, HCPSP,1992.
Heilbroner R-L, *Les grands économistes*, Le Seuil, 1977.
Heinrich L. & Valérian F. *La santé marchande, cliniques commerciale et commerce de cliniques*, ENSP Editions, 1991.
Hickman C.R. & Silva Michael A., Creating *Excellence,* New American Library, 1986.
Hicks J.R., « *The Foundation of Welfare Economics* », Economic Journal, n°49, déc. 1939.
Hourriez J-M., « *Les évolutions de demandes de santé des ménages : facteurs économiques et démographiques* », in Évolution à long terme des dépenses de santé et incidences macroéconomiques, VIIIe colloque de réflexion économique organisé sous l'égide la délégation pour la planification, Sénat, 14 Mai 1992.
Hourriez J-M., « *La consommation médicale à l'horizon 2000* » in « *Les dépenses de santé des Français* », Economie et Statistique n°265, 1993.
Huard P., « *L'hôpital comme organisation formelle* », Techniques hospitalières, n°377

Illitch I., *Némésis médicale*, Seuil, 1975.
Imbert J. (sous la direction de) *Histoire des hôpitaux en France,* Privat, 1982.
Imbert J. « *Les Hôpitaux en France* », QSJ? n° 795, 2e éd PUF, 1966.

Jenny F. & Weber A-P., « *Médecine libérale et sur consommation médicale: une analyse économique. Vie et sciences économique* », in Revue de L'ANDESSE, Avril, n° 81, 1979.
Jesua C. *Eléments. D'analyse. Macro-écomique* Ed. Montchrestien 1982.

John-Lambert M-T & ALII, *Politiques sociales*, Presse de la Fondation nationale des sciences politiques, Dalloz, 1994.
Jones Lee,M. W., *« Some Empirical Rigor Mortis: an Empirical Procedure for Estimating the Value of Life from Tyre Remplacement Data »*, Texte présenté au Groupe d'étude en économie de la santé de l'Université de Newcastle upon Tyne, 1977.

Jones Lee,M. W., *The Value of Life* : An Economic Analysis, Chicago, University of Chicago Press, 1976.

Kaldor L.N., « *Le rôle de la demande effective dans le court et long terme* », in Keynes aujourd'hui théories et pratiques, Economica, 1985.
Karsten G. Siegfried, « *Les soins médicaux : bien privé ou bien public ?* » in Problèmes économiques n°2442, 18 Oct. 1995, La Doc. Française.
Kenichi O. *L'entreprise sans frontières : nouveaux impératifs stratégiques*, InterEdition, 1991, trde Bordless World : Power and strategy in the Interlinked economy, Fontana, 1995.
Kervasdoue (de) J., *La santé rationnée*, Ed. Economica, 1981.
Khun T., *La structure des révolutions scientifiques*, traduction française, Flammarion, 1992.
Koestenbaum P., *Socrate et le business*, Inter-Editions 1989.
Koulytchizky S., *Dix ans d'évolution des entreprises d'économie sociale : Le secteur sanitaire et social associatif anal,* documentaire Colloque ADDES, 1996.

Kolm S-C « *Sur l'économie de la santé publique* », Analyse et prévision, n°IX, 1970.

Kolm S-C *« Philosophie de l'économie »*, Seuil, 1986.

Labourdette A., *Economie de la santé*, PUF, 1993.

Ladrière Jean, « *Système* » (épistémologie), Paris, Encyclopaedia Universaliste, 1980.

Launois, R. J. D Letouzé, *Analyse économique des mesures prises en France enfin de maîtriser la croissance des dépenses sanitaires en études de droit et d'économie de la santé*, Paris Ed. Economica, 1982.

Leteutre Hervé & Vendenmersck *L'accréditation des services hospitaliers. Médico-techniques, techniques et logistiques - Audit/hospital* - Berger-Levrault 1997.

Lebrun T. & Sailly J-C., « *Questions éthiques pour l'économie de la santé* », Projet, n° 215, 1989.

Lambert D-C., *Lexique d'économie de la santé*, Economica 1985.

Launois R. (sous la direction de) *Des remèdes pour la santé*, Economica, 1989.

Lorino P., *Comptes et récits de la performance: essai sur le pilotage de l'entreprise*, les Editions d'organisation 1995.

Levy E. & autres, *Introduction à la gestion hospitalière*, Dunod 1977.

Le Pen C., « *Demande de soins, demande de santé* », in E. LEVY (cité infra), 1988.

Le Pen C., *Introduction au dossier « Quelques réflexion en économie de la santé »*, in Revue des affaires sociales, Av.-Juin n°2, 1993.

Levy E., « *Demande de santé et induction par l'offre* », in Revue d'économie politique, n°4, 1988.

Levy E., « *La demande en économie de la santé* » in Revue d'économie politique, n°4, 1988.

Liliane Bevahel, *Introduction à l'économie des services*, L'économie en plus PUG 1997.

Lily Moto, *Santé et multidisciplinarité*, Choix et Décision, Hermès, 1995.

Machlup F., *Essai de sémantique économique*, Calmann-Lévy, 1971.

Maillard C., *Histoire de l'hôpital de 1940 à nos jours*, Dunod, 1986.

Majnoni-D'Intignano B., « *Incitation financière et concurrence dans les systèmes de santé* », Revue française des Affaires sociales, 1992.
Majnoni D'Intignano B. & Stephan J-C., *Hippocrate et les technocrates*, Calmann Lévy, 1982.
Majnoni D'Intignano B., « *Démographie et demande de soins* », in La santé en marche, Laboratoire SEARLE, 1991.
Majnoni-D'Intignano B., *La protection sociale*, 1993.
Malinvaud E., *Leçons de théorie microéconomique*, Dunod, 1969.
Malinvaud E., *Voies de la recherche macroéconomique*, Point Seuil, 1991.
Mallet J., « *De l'assurance qualité de l'intervention chirurgicale à la réalisation pratique d'un C.L.I.N* », in Hospitalisation privée n°325 fev.-mars 1995 pp. 104-115.
Marc Duriez & Diane Lequet Slama, *Système de santé en Europe* QSJ ? N° 3343 1998.
Mark Blaug, La pensée économique, Origine et développement, Economica, 1992.
Mattelart A., *La nouvelle idéologie globalitaire, in Mondialisation au-delà des mythes*, La Découverte, Les dossiers de l'état du monde, 1997.
Mehrez A, Gafni A ? *Quality adjusted life years, utility théorie, and healthy-years equivalent*, 9:142-149, Medical Decision Makaing, 1989.
Melinek J.S, « *A Method of Evaluation Human Life for Economic Purposse* », Accident Analysis and Prevention, 6, 1974, p. 103-114.
Mendras H., « *Le social entraîne-t-il désormais l'économique ?* » XI19 in Futuribles, n°105, déc. 1986, pp. 39-56.
Méraud J., *Les besoins des français*, Le Conseil économique et social, Economica, 1990.
Méraud J., « *France 2000: les perspectives de consommation et de croissance* », in Futuribles Fév, 1990.
Mintzberg Henry, *Grandeurs et décadence de la planification stratégique*, Dunod, 1994.
Mintzberg H., *Le manager au quotidien*, Tendances Actuelles, 1988.

Mintzberg H., *Structure et dynamique des organisations*, Les Editions d'Organisation, 1982.
Mintzberg H., *Le pouvoir dans l'organisation*, Tendances Actuelles, 1986.
Michalet CA., *Le capitalisme mondial*, 2 Édition, PUF, 1985.
Michalet CA., Où en est la notion d'économie mondiale? In « Investissement international et dynamique de l'économie mondiale » , Economica, 1990.
Ministère des Affaires Sanitaires et Sociales *Comptes nationaux de la santé*, Rapport SESI juillet 1995, 1996, 1997.
Ministère des Affaires *Sanitaires et Sociales Le PMSI* : analyse *médico-économique de l'activité hospitalière*, n° Spécial, mai, 1996.
Ministère du Développement Industriel et Scientifique, France *Le cahier de l'innovation.*, La Documentation française, 1971.
Ministère de l'industrie France, *Analyse des marchés et des grandes tendances technologiques dans le domaine de la bio-industrie*, La Documentation française, 1983.
Mintzberg H., Université Mac HILL (Montréal), Conférence aux XIIIe journées nationales des IAE Montpellier, Fév., 1994.

Mintzberg H., *Structure et dynamique des organisations*, les Editions d'organisation 1995.
MIRE, *Les transformations des systèmes de santé en Europe : vers de nouveaux contrats entre prestataires payeurs et pouvoirs publics*, Mission recherche - Mire, ENSP, 1995.
MIRE, *L'adaptation des systèmes de santé: maîtrise des dépenses et défis de santé publics*, Mission recherche - MIRE, La Documentation française, 1995.
Mitchel D. *« Les Etats-providence et les résultats de la protection sociale dans les années quatre-vingt »*, Expérience française et étrangère, 1995, SESI, La Documentation. Française.
Moatti J.P., (sous la direction de) & MAWAS J-C *Évaluation des innovations technologiques et décisions en santé publique*, Éditions de L'INSERME collection Analyses et Prospectives,1992.
Moatti J-P., *« Éthique médicale, économie de la santé : les choix implicites »*, Annales des Mines, juil.-août, 1991.

Moatti J-P., « *L'économie à la croisée des chemins* », in Probl. Economiques, sept., n°2242, 1991.
Moatti J-P., « *Efficience, vous avez dit efficience ? Commentaire* », Sciences sociales et santé, n°1 vol. X, 1992.
Moreau Y., Berthode-Wurmser M., & Bechon C., « *Dépenses de santé, un regard international* », in *Évolution à long terme des dépenses de santé et incidences macro-économiques,* VIIIe colloque de réflexion économique, Sénat, 1992.
Morin E. M., Savoie A.& Beaudin G. *L'efficacité de l'organisation : théories, représentations et mesures*, Gaëtan Morin Editeur 1994.
Morin E.,*L'État des sciences sociales*, La Découverte, 1986.
Mornich P., « *Consommation médicale : les disparités sociales n'ont pas disparu* », Economie et Statistiques, n° 189, 1986.
Mornich P., « *Pratiques culturelles, profession et consommation médicale* » in Economie et Statistique, n° 182, juin 1986.
Mornich P., « *Les disparités du recours aux soins en 1991* », Eco. et Statistiques, n° 265, 1993.
Mornich P., « *L'accès aux soins en France : évolution des inégalités depuis 1980* » in Economie et Statistique / Insee n°2-/1995
Monnier E., *Evaluation de l'action des pouvoirs publics*, Economica 1993.
Mosse P., « *Quelques évidences sur le système de santé aux Etats-Unis* », in Revue française des affaires sociales, 1989.
Mosse P., « *La demande de santé évolue* » in « *Santé, valeur en hausse* », Projet, n°230, 1992.
Mougeot M & Naegelen P., « *Les marchés hospitaliers* », Economica, 1984.
Mougeotte M., *Le système de santé : centralisation ou décentralisation*, Economica, 1986.
Mougeot M., *Système de santé et concurrence*, Economica, 1994.
Moulin Anne-Marie, «*Ya-t-il une définition scientifique de la santé ou le cauchemar de l'interne de garde* », in La santé, usages et enjeux d'une définition, Cahiers d'études et réfflexion, n°30, 1er semestre 1996.

Mouttardier M., « *Les modes de consommation dans la CEE* », in Prob. Politiques et sociaux n° 710, 1993.
Mutualité nterprofessionnelle, « *Etude du marché des assurances individuelles « complémentaire santé* », Documentation interne, décembre 1990.

OCDE, « *La maîtrise des dépenses de santé dans les pays de l'OCDE* » in Probl. Économiques n° 2421, 21 Avril 1995 pp.27-32, La Documentation française.
OCDE, *La santé, financements et prestations : analyse comparée* des pays de l'OCDE, 1987.
OCDE, *Les systèmes de santé dans les pays de l'OCDE : environnement socio-économique*, OCDE, 1993.
OCDE *La santé: qualité et choix,* 1994.
Ogier A. & Toledo M., « *Le sens de l'hospitalisation* », in Sciences sociales et santé, vol. IV, n°2, 1986.
Oger Brigitte, *La gestion par l'analyse des coûts*, Gestion PUF, 1994.

Peacock A., « *Cost Benefit Analyis and the Political Control of Public Investment* », *in J.N. Wolf, ed., Cost Benefit Analyis and Cost Effectiveness : Studies and Analysis,* London, Allen and Unwin, 1973.
Pedro C,. & Lanoie, « *The value of a Statistical Life : Acomparison of Two Approches* », Montréal, IEA, cahier de recherche n° IEA 91-04, 1991.
Phelps Charles, *Les fondements économiques de la santé*, Publi Union, 1995.
Phélizon J F., *Dic. de l'économie* Ed. Economica, 1985.

Piateck, C et Ulmann P., « *Ccroissance endogène et santé* », INSEE, Méthodes, n° 64665, mars 1995.
Pigou A.C., *The Economics of Welfar, London, Macmillan*, 1924.
Pitaud P. & Vercauteren R., *Acteurs et enjeux de la gérontologie*, Ed. ERES, *Pratique du champ social*, 1992.
Pouvourville (de) G., *L'offre de soins au banc des accusés*, Projet n° 230 ? 1992.

Problèmes économiques, (n° SPECIAL) : *La protection sociale : handicap ou atout économique* ? n°2493-2494, 6-13 Nov.1996, La Documentation française.
Problèmes économiques (n° SPECIAL) : *La croissance économique ? La croissance pour quoi* ? n° 2510-2511, 5-12 Mars 1997, La Documentation française.
Puel H., « *L'éthique en économie : des actes et des raisons d'agir* » in Problèmes économiques n°2476, 12 Juin 1996, La Documentation française ou « *Solidarité et efficacité : une éthique pour les acteurs de l'entreprise* » in Economie et humanisme n°336, Fev.96.
Puel Hugues, *Léconomie au défi de l'éthique*, Cujas, 1989.

Rawls John, *Théorie de la justice*, Seuil, 1987.
Rault Christian, *Comptabilité analytique et contrôle de gestion,* Dunod 1988.
R. Castel, « *Les métamorphoses de la question sociale* », Fayard, 1995.

Reich R., *L'économie mondialisée*, Dunod, 1993.
Ribaut M. & Aromatorio C., *L'hôpital entreprise pourquoi pas...*, Ed. Lamarre
Richez-Battesti N., *La protection sociale en danger*, Hatier, 1992.
Roche L., *Rôles respectifs des facteurs d'offre et de demande dans l'explication de la croissance en volume des dépenses de santé. Une approche en termes de relation d'agence,* rapport du Sénat, 1992.
Roche L., Sabatini J.& Sérange-Frontermere R. *L'économie de la santé,* Que sais-je ? PUF 1986.
Rollandin P., « *Evolution des pratiques médicales et avenir de l'hospitalisation - Impact structurel du progrès* » in Hospitalisation privée n°325, fev-.mars 1995 pp. 128-130.
Robbins L. « *Essai sur la nature et la signification de la science économique* » Ed. Litec, Paris, 1947.
Rosebvallo P., *La crise de l'Etat-Providence*, Seuil, 1981.

Rosier B. & Docker P., *Rythmes économiques. Crises et changement social : une perspective historique,* La Découverte, Maspero, 1983.
Richardson J, « *Economic Assessment of Health Care : Theory and Practice* », Australian Economic Review, 93, 1er trimestre 1991, p. 4-21.

Rochaix M., *Éssai sur l'évaluation des questions hospitalières de la fin de l'ancien Régime à nos jours,* Ed. De la Fédération hospitalière de France, 1959.

Rothman Jack, *Planning and Organisation for Social Change : Action Principles from Social Science Recherch*, New York, Comumbia University Press, 1974.

Saboureaud O., « *Les risques de l'approche économique* », in Revue française des Affaires sociales, 1990.
Sallenave J.P., « *Comment gérer un millier de « produits-marchés » simultanément » Revue Française de Gestion, n°21, Mai-Juin* 1979, pp. 24-32.
Samuelson P.A. & Nordhaus W.D., *Micro-économie,* 14e Edition, Les Editions d'organisation, 1994.
Sandier S., « *L'influence des facteurs économiques sur la consommation médicale* », in Consommation, 1966.
Sandier S., *L'organisation de systèmes de santé dans quelques pays. Les politiques de santé étrangères*, La Documentation française, 1987.
Sandretto R., « *La protection sociale en procès* » in Probl. Économiques n°2413, 1er mars 1995 pp.21-26, La Documentation française.
Scardigli V., *Le sens et la technique*, PUF, 1992.

Sellier F., *Dynamique des besoins sociaux*, Économie et humanisme, Les Ed.ouvrières, 1970.
Shank J. K. & Govindarajan V., *La gestion stratégique des coûts*, les Editions d'organisation, 1995.
S. Reveline C., *Évaluation des coûts : éléments d'une théorie de gestion,* ENSMP, 1980.

Siegfried G., Karsten *« Health care: Private Good vs. Public Good »* in The American Journal of Economics and Sociology. April, 1995.
Sterin A., *Les déficits publics. État, Finances locales, Sécurité sociale, rôle du Trésor.* Ed. d'organisations 1994.
Steudler F., *L'hôpital en observation*, Armand Colin, 1974.
Symposium International, Syndicat national de l'Industrie Pharmaceutique. *Médicament économie et société : nouvelle approche*, Ed. John Libbey, Eurotext, 1993.

Taboulet D. & Mennerat F., *« la rationalisation des dépenses de santé en Europe : le plan Seguin, en 1987 »*, in Cahiers de sociologie et de démographie médicale, XXXIIIe- année, n°2, avril-juin 1993.
Tanti-Hardouin N., *Économie de la santé*, Armand Colin, 1994.
Tanti-Hardouin N., *L'hospitalisation privée. Crise identitaire et mutation sectorielle*, Notes et Etudes documentaires, La Documentation Française n°5035-36 1996-10-11.
Terny G. & Baraduc P., *« Essai sur une théorie économique de l'offre, de la demande et du marché des services publics non-marchands »*, in Revue d'Economie politique, n°2, 1982.
Terquem M J., *Les médecins dans la société française*, Economica, 1992.
Théret Bruno, *La mondialisation comme discours et stratégie de l'état fédéral canadien*, extrait de son étude *« De l'assurance-emploi au régime national de prestations pour enfants... »* IRIS, CNRS, Université Paris Dauphine, 1998-1999.
Thoris Gérard, *L'analyse économique des systèmes*, Armand Colin, 1997.
Torodov B., *Un passeport pour le management*, de la qualité, 2e édition, Gaetan Morin Editeur, 1994.
Trosas S., *Moderniser l'administration*, les Editions d'organisation 1995.
Truman Bewley et Wayne Shafer, dans *Le journal of Mathematical economics* en 1988, p. 101, / Probl.. éco. n°2. 476/12 Juin 1996, p. 20.

Viens-Bitker C et Leclerq B. Collecte, *Élaboration de l'information économique nécessaire au calcul des coûts de la décision thérapeutique*. Arch. Mal. Coeur, 1989,82 (III), 49-53.

Viveret P. *La guerre économique n'est pas une fatalité, in Mondialisation* au-*delà des mythes*, La Découverte, coll. Les dossiers de l'état du monde, 1997.

Villey Daniel - Colette Neme, *Histoire des grandes doctrines,* I itec éd. Genin,1985.

Vlassenko E. *« Trente pour cent des charges sociales dans les coûts salariaux »,* in Economie et Statistiques, n°156, 1983.

Walliser Bernard, *Le calcul économique*, Repères/ Découverte, 1990.

Weber Max, *Histoire économique. Esquisse d'une histoire universelle de l'économie et de la société*, Editions Gallimard, 1991.

Tables des matières

Deuxième partie

www.ingramcontent.com/pod-product-compliance
Lightning Source LLC
LaVergne TN
LVHW012047041026
849558LV00038B/518
* 9 7 8 2 7 3 8 4 8 6 7 1 4 *